現代語訳 景岳全書 伝忠録

張景岳 著
伴尚志 訳

たにぐち書店

訳者前書き

景岳全書は明代末期の名医、張景岳によって著されました。張景岳はいわゆる金元の四大家の医学理論を批判的に集大成し、《素問》《霊枢》をもとに易学を駆使して独自の深い医学体系を築き上げました。彼の理論は清代に入って多くの医家の尊重するところとなり、現代中医学においても非常に重視されていることは、現代の名医が彼の著書から引用することが非常に多いことからも知ることができると思います。彼の医学思想は、いわば東洋医学を学習し実践していく上で扇の要のような位置を占めており、《素問》《霊枢》に沿った臨床を行なっていこうとする臨床家にとって、必ず卑益するところがあるでしょう。

張景岳の著書には、《素問》《霊枢》をその同系統の項目を集めて編集しなおし、彼独自の解説を付け加えた名著《類経》および《類経図翼》《類経附翼》などがありますが、この《景岳全書》は張景岳の晩年その臨床経験の全てをこめてまとめられたものです。しかし、彼の生前には世情が不安定なこともあって日の目を見ることはありませんでした。ようやく清代に入った一七〇〇年になって初めて、彼の外孫林日蔚によって刊行され、その後多くの版を重ねることとなったものです。

本書は成都中医学院によってなされた最新の点校本一九九一年六月人民衛生出版社版をもとに、類経などを参考にしてここに訳出したものです。

＊ ＊ ＊ ＊ ＊ ＊ ＊ ＊ ＊ ＊ ＊ ＊ ＊

《景岳全書》は大きく四項目に分けられます。

1、総論

総論部分〈伝忠録〉は、陰陽・表理・寒熱・虚実・気味などの問題や弁証・診察法・治療法則について、歴代の諸説を挙げながらそれを批判し評価して、張景岳独自の論を語っています。

2、脈診

脈診部分〈脈神章〉は、《内経》《難経》その他諸家の脈法や脈義をあげ、更に独自の脈学・切診学を披露しています。

3、臨床

臨床部分は〈傷寒典〉〈雑證謨〉〈婦人規〉〈小児則〉〈痘疹詮〉〈外科吟〉に分かれています。

〈傷寒典〉は、傷寒と温病の伝変と治療法について述べられています。ことに傷寒各証の分析に関しては諸家の治療経験にまで分析が及び新たな論が提出されています。またそれぞれに関係する方剤についても、帰納的に分析されています。

〈雑証謨〉は、内科の雑病から眼・耳・鼻・喉・歯にいたる七十数種の疾病について分析されています。それぞれの症状について、経義・症状の意義・治療法・諸家の意見・それへの分析・独自の考え・各処方を述べています。ここには非常に啓発的な症例も載せられており、その論述は精密であり内容も非常に深いものがあります。

〈婦人規〉は、婦人の生理や出産に関する症状と治法を述べたものです。

〈小児則〉は、小児の生理と病理の特徴およびよく見られる症状に対する治法を述べています。全部で一九七の方剤が挙げられているますがその中には補剤が最も多く、彼の扶正去邪の観点を明確に読み取ることができます。

〈痘疹詮〉は、小児の麻疹と痘瘡など発疹に関してその発生・発展・転帰に至るまで、各症状・治療法・生活法・禁忌などについてあげられています。

〈外科鈐〉は、外科における脈候・症状・治則をまず総論的に述べ、癰疽瘡瘍など四十数種の疾病についてその治法と方薬とを述べています。

4、処方

処方部分は、〈本草正〉〈新方八陣〉〈古方八陣〉〈婦人規古方〉〈小児則古方〉〈痘疹詮古方〉〈外科鈐古方〉に分かれています。

〈本草正〉は常用薬物３００種を１４の部門にわけてその性味・効能を詳述し、臨床の中からその禁忌について説明しています。

〈新方八陣〉は、景岳が新に考え出した処方１８６種について、その作用や性質を兵法の八門になぞらえて補・和・攻・散・寒・熱・固・因の八類にわけ説明したもので、

〈古方八陣〉、は同様の分類説明を彼が選んだ古方１５４３種について行ったものです。

〈婦人規古方〉〈小児則古方〉〈痘疹詮古方〉〈外科鈴古方〉は、それぞれ一八六種・一六九種・一七三種・三七四種の古方を列挙し説明を加えたものです。

張景岳の時代背景およびその学術の特色については、「《景岳全書》について」と題して《脉神章》の後半にまとめてあります。

本書は、この景岳全書の冒頭の総論部分、景岳の特色がもっとも濃縮されて出ている〈伝忠録〉を翻訳したものです。

もし原文に触れたい方がありましたら、

インターネットのグーグルの検索などで「一元流鍼灸術」の検索をし、目次の一番下の方にある〈鍼灸古典図書〉をクリックすると、「医学総合」の中に《景岳全書》の全文がアップロードされているのを発見することができます。こちらは清代の乾隆三三年（一七六八年）版で漢文です。

目次とともに画像ファイルで読み取れるようになっています。

凡例

【 】で囲まれている字句は、原著者　張景岳による注です。

按：の後につづく字句は、原著者　張景岳による考察です。

〔 〕で囲まれている字句は、訳者による注です。類経を参考にしています。

伝忠録

■伝忠録―目次

明《めい》理《り》

どのような事も理《り》を離れることはできない。

医学においても理は最も大切なものである。これを拡大すれば理は森羅《しんら》万象《ばんしょう》のすべてにあらわれ、これを収斂《しゅうれん》すれば理は一心《いっしん》に帰す。

医学の根本はこの一心にあり、病気はこの森羅万象にあたる。病気の種類が非常に多いということに把《とら》われると医学の道を行ずることは非常に困難になる。しかし、いかに病気の種類が多いといっても、それぞれの病人が罹《かか》っている病気の根本は一つである。

北極星を医学の一心に、夜空の星星を病気の森羅万象に例えて、北極星と夜空の星星全てとを対応させようとするなら、とうてい北極星が勝つことはできないが、北極星と一つの星とを対応させるなら、そこには一本の直線の両端に輝く二つの星があることになるにすぎない。その両者の間にどのような相違があろうか。

医の臨床においてもそうである。医師の一心をもって患者の病気の根源を洞察するなら、我も一人、対する彼も一人として、そこには既に一つの真実が存在する。どのように大きな問題であっても共に考えるならなんの難しいことがあろうか。

一とは理のことである。自分の心に理が明らかであるなら、陰は自《おのず》から陰、陽は自から陽として見ることができる。どうして混乱することがあろうか。

陰陽が既に明らかになっていれば、表と裏の対応、虚と実の対応、寒と熱の対応という六変《ろっぺん》も明確となる。陰陽が明確となれば、天下の病はこの八種類から逸脱《いつだつ》することはできない。

この書は、部門を八門に分け処方も八種に分けて編纂《へんさん》した。古《いにしえ》には兵法《ひょうほう》の八門があったが、私には医学の八陣がある。一から八に拡大していくことで、神は変化を表わすことができる。八から一に収斂していくことで、その源に遡ることができる。

ゆえに私はここに記すに、まず明理を置いて陰陽に関する様々な論を統一し、詳細な説明の中さらに完璧を期して八門による総括《そうかつ》をなした。

武力は国の興亡《こうぼう》に関わり、医師の力は人の生命に関わる。執中《しっちゅう》〔中庸《ちゅうよう》の道〕と心学《しんがく》と、このどちらを先にすべきだろうか。

この章を伝中とするのも良いし、伝心とするのもまた良い。しかし伝中も伝心もその個人やその時代の理論である。

ゆえに私はここに、この章を伝忠録をもって名付けることとした。

陰陽論

病気を診断し治療を施そうと思うなら、先ず陰陽を医道の綱領として明確に理解しておくということが必要である。陰陽の判断を間違えることがなければ、治療においても誤ることがない。医道は非常に複雑なものだが、一言でそれを言い表わすなら、「陰陽」これに尽きるだろう。

陰陽は、証においても脈においても薬においても存在する。

証において言えば、表は陽であり裏は陰である、熱は陽であり寒は陰である、上は陽であり下は陰である、気は陽であり血は陰である、動は陽であり静は陰である、多言《たげん》は陽であり寡黙《かもく》は陰である、明るさを喜ぶ者は陽であり暗闇を欲する者は陰である。陽気が少ない者は呼気をし難く陰気が少ない者は吸気がし難い。陽の病であれば俯《うつむ》向き難く、陰の病であれば仰《あおむ》向き難い。脈で言えば、浮・大・滑・数《さく》は陽の脈であり、沈・微・細・濇《しょく》は陰の脈である。

薬で言えば、升散《しょうさん》は陽で斂降《れんこう》は陰、辛熱《しんねつ》は陽で苦寒《くかん》は陰、気分に行くものは陽で血分に行くものは陰、動的な性格で気血を動かす方向に働くものは陽であり静的な性格で気血を守る方向に働くものは陰である。

これらは、医学の基本である。

ここからさらに、陰中に陽があり陽中に静があるといった微妙な部分に入っていくわけである。そしてさらに詳細で的確な弁証をしていく必要がでてくる。このことを理解しないまま臨床を行なっていると、非常に誤診し易《やす》い。そのために陰陽が非常に重要なポイントになるのである。

しかしその基本は、前に述べたいくつかの条項を離れることはない。陰陽の二気はいつも共にあるのだから、こちらが少なければあちらが多いという具合に、ひとつの場の中で変化する。理《り》に則《そく》して素直に思索を深めていけば、陰陽は自ずからその姿を明らかにしてくることだろう。

もし陽があり余っている人に対して更に陽を補う治療をしたならば、陽はますます熾《さか》んになり、陰はますます消えていくことになる。また陽が不足しているものに対して更に陰を補う方剤を使ったならば、陰がますます盛《さかん》になり陽はことごとく滅びていくことになる。

このように、陰陽を明確に把握することができるようになれば、医学が非常に奥深いものであるとはいっても、一定のレベルに達していると言える。

一、ひとつの道が陰陽を生ずるのであるから、陰陽はもともとは同じ気であると言える。火は水の主であり、水は火の源である。水と火は本来別々に考えることのできないものである。この理はどういうところに現われているのだろうか？

水は陰であり火は陽である、その表われ方も氷と炭のように違っている。なのになぜ、その本が同じだと言えるのだろうか？

火の性質は当然熱である。しかしもし火の中に水がなければ、熱はますます盛になっていく。そして熱が極まって陰を亡ぼしてしまうと、全ての物は焦枯《しょうこ》することとなる。

水の性質は当然寒である。しかしもし水の中に火がなければ、寒はどんどん盛になっていく。そして寒が極まって陽を亡ぼしてしまうと、全てのものは寂滅《じゃくあつ》することとなる。

このような水火の気が、互いに離れて存在することができるだろうか。

水火の気は、人間の身体においては元陰であり元陽である。これがいわゆる先天の元気である。先天の元気を得ようとするならば、最も根底となる場所はどこなのかを考えなければならない。

ちなみに命門は初めて生を受ける場所でありまた水火の家でもある。ここそが先天の中心と言える場所なのではないだろうか。この命門を捨てて先天の中心を他に求めることは、非常な苦労をして海を渡り一滴の水分を求めようとするようなものだ。学ぶ者はこのことをよく理解しなければならない。

一、人間における陰陽は、気血・臓腑・寒熱についてのそれを知れば足りるという者がいるが、これは後天の陰陽だけ頭にあって、先天の陰陽についてはで理解できていないための発言である。

もし、先天の無形の陰陽についてこれを言うならば、陽は元陽になり、陰は元陰になる。元陽は無形の火であり、人はこれによって生じこれによって化す。神機《しんき》がこれである。生命はこの元陽によって保たれるので、これを元気とも言う。

元陰は無形の水であり、人はこれによって長じこれによって立つ。天癸《てんき》がこれである。強弱はこの元陰によって規定されるので、これを元精とも言う。

元精も元気も、精気によって元神《げんしん》が化されて生じたものである。

生気が天に通ずるというのは、ただこのことを言っているのである。経《きょう》に、『神《しん》を得《う》るものは昌《さか》え、神を失うものは亡《ほろ》ぶ』とあるのはこのことである。

現代人の多くは、後天的な労働や慾望によっておこる生気の衰えが、先天的な体力にまで及んでいる。現代の医者は有形の邪気について理解しているだけで、無形の元気については何も知らない。

有形のものはその盛衰が、痕跡《こんせき》としてではあるが明確に現われるため、身体にそれを見つけることも難しくない。それに較べ無形なものは神《しん》であり、変幻自在《へんげんじざい》に現われては消えるため、簡単には回復し難い。そのため、経に、『下手な医者は形を守り、上手な医者は神を守る。』とあるのである。

ああ！　もし神明《しんめい》に通じ無形を見ることができる同志がいるなら、共にこの道を語り合うのだが。

一、天地陰陽の道は本来、和平であることを貴ぶ。気が調えば万物が生ずるという事実は、まさに造化生成《ぞうかせいせい》の理である。

しかるに、陽は生の元であり陰は実は死の元である。ゆえに道家《どうか》は、『陰が散じ尽くさなければ仙人になることができず、陽が散じ尽くさなければ死ぬことがない』と言い、また華元化《かげんか》は、『陽を得る者は生き、陰を得る者は死ぬ』と言っているのである。

ゆえにもし生命を保ち生命を重んじようとするならば、陽気こそが生化《せいか》の元神《げんしん》であるということをよく理解して、これを充分に大切にしなければならない。

その昔、劉河間《りゅうかかん》は、暑火による病理を中心とした医学理論を立てもっぱら寒涼剤を用いたため、この大切な陽気を消耗させてしまった。それによって人々は非常に大きな損害を受けた。

これに対して李東垣《りとうえん》先生は、脾胃の火は温養することが絶対に必要であると論じたが、それによってもまだ一偏の誤ちを払拭《ふっしょく》することはできなかった。

そのような状況の中にまた朱丹渓《しゅたんけい》が現われ、陰虚が大本となって火が動じるという理論を立て、黄蘗《おうばく》や知母《ちも》を君薬《くんやく》とした補陰・大補等といった丸薬を作製した。そのため、寒涼剤による弊害がさらに広がってしまった。

早い時期にその害を受けた者は既《すで》に取り返しがつかず、また、後世それを学び用いた者は深い迷いの中に入って悟《さと》ることができなくなった。ああ！　法の高さが一尺であれば魔の高さは一丈もあるのだろうか。

劉河間と朱丹渓は軒轅《けんえん》〔黄帝の姓〕と岐伯《きはく》が立てた医学をおとしめる悪魔ではなかろうか。私は深くこれを悲しみ、ここにそれを訂正することを決意した。これによって積年《せきねん》にわたった悪い習慣をことごとく洗い流し、人々の生命をこの災厄《さいやく》から救わんがためである。このようにせざるを得なかったのだ。

読者の方々は、このことをよく理解し洞察《どうさつ》し、いたずらに先輩を誹謗《ひぼう》するものとして私を責めないでいただきたい。

一、陰陽虚実について。経には、『陽虚であれば外寒《がいかん》し、陰虚であれば内熱《ないねつ》する、陽が盛であれば外熱し、陰が盛であれば内寒する。』とある。

一、経に、『陽気が有り余っていれば身体が熱して汗がでない』とあるのは、表に邪が実している状態のことを言っているのである。また、『陰気が有り余っていれば汗が沢山出て身体が冷える』

とあるのは、陽気の虚のことを言っているのである。

張仲景《ちょうちゅうけい》が、『発熱して悪寒するものは陽にその病を発し、無熱にして悪寒するものは陰にその病を発する』と言い、また『寒が極まれば反って汗が出、身体は必ず氷のように冷える』と言っているのは、《黄帝内経》に書かれている意味と同じことである。

一、経に、『陰が盛であれば陽が病み、陽が盛であれば陰が病む。陽が勝てば熱し、陰が勝てば冷える。』とある。

一、陰は陽に根ざし、陽は陰に根ざす。正攻法の治療を施すことのできない病人の場合、陽を陰に引いたり陰を陽に引くことによって、それぞれに関係する場所を探してその力を弱めてやるとよい。

例えば、汗についての治療を施すときに血を治療し、気を生じさせる治療を施すときに精を治療するなどは、陽を陰に引く治療法ということができ。また、上炎している虚火を引いて本来の場所に帰したり、気を納めて腎に帰らせるという治療は、陰を陽に引くということになる。

これが、水中に火を取り、火中に水を取るという意味である。

一、陰性の病気は徐々に起こり徐々に治る。陽性の病気は急に起こり早く治る。陽性の病気は熱を生じ、熱が出れば徐々に治っていく。陰性の病気は寒を生じ、寒が出ると拳急《けんきゅう》してくる。寒邪は下焦を侵し、熱邪は上焦を侵し、飲食の邪は中焦を侵す。

一、《中蔵経《ちゅうぞうきょう》》に『陽の病気は朝調子良く、陰の病気は夜調子良い。陽が虚すと夕方に悪化し、陰が虚すと朝に悪化する。』とある。これについて考えてみよう。

陽気が虚すと陽気の助けを喜ぶ、そのため朝には調子良く、夕方には悪化するのではないか。陰気が虚すと陰気の助けを喜ぶ、そのため朝には悪化し、夕方には調子が良くなるのではないか。

ただしこれは、陰陽の虚についてのみ言えることであって、もし、これを実邪による病気に対して言うのであれば、全く反対の現象が考えられる。

陽邪が盛であれば、朝悪化して夕方になると調子良くなる。陰邪が盛であれば、朝調子良くて夕方になると悪化する。

これは、陽気が陽気に会えば更に陽気が盛になり、陰気が陰気に会えば更に陰気が強くなるためである。

また、昼夜の別なく病気が悪化と緩解を繰り返し、病状の変動と時間帯との関係が見られないものは、その患者の生命力それ自体がしっかりしていないために、陰陽の盛衰が混乱状態になっているのである。

そのような場合は、その生命力を養うことを主眼として治療していけば、陰陽も自然と調和してくるものである。

ただその場合も、水の問題なのか火の問題なのかということと、虚実とをよく考えて治療していけば良い。

六変弁《ろっぺん》

六変とは表裏・寒熱・虚実のことである。これはまさに医学理論の関鍵《かんけん》であると言えよう。この六者の概念をよく理解するなら、どのような病気も掌《てのひら》を指すように簡単に把握《はあく》することができる。

表とは何かと言うと、風・寒・暑・湿・火・燥による外感性のものがこれである。

裏とは何かと言うと、七情・労慾《ろうよく》・飲食による内傷性のものがこれである。

寒は陰の類であり、内寒と外寒の別が有るが、大体において虚に属している。

熱は陽の類であり、内熱と外熱の別が有るが、大体において実に属している。

虚とは正気の不足のことであり、内因性の病気の多くはこの正気の不足によるものである。

実とは邪気の有余のことであり、外因性の病気の多くはこの邪気の有余によるものである。

次にこの六種類について詳細に論ずることとする。

表証篇

表証とは、邪気が外から入るものである。風・寒・暑・湿・火・燥といった気にアンバランスがあるとき、このようなことが起こる。

経に、『清風（春の賊風）が非常に強い状態は、燥気が勝っているのである。そのような場合は風木が邪を受けるため、肝に病気が生ずるだろう。

熱気が非常に強い状態は、火気が勝っているのである。そのような場合は金燥が邪を受けるため、肺に病気が生ずるだろう。

寒気が非常に強い状態は、水気が勝っているのである。そのような場合は火熱が邪を受けるため、心に病気が生ずるだろう。

湿気が非常に強い状態は、土気が勝っているのである。そのような場合は寒水が邪を受けるため、腎に病気が生ずるだろう。

風気が非常に強い状態は、木気が勝っているのである。そのような場合は土湿が邪を受けているため、脾に病気が生ずるだろう。』とあり、

また、『冬の間に寒邪に傷られると春には必ず温《うん》邪による病気となる。

春の間に風邪に傷られると夏には飧泄《そんせつ》を生ずる。

夏の間に暑邪に傷られると秋には必ず痎瘧する。秋の間に湿に傷られると冬には咳嗽を生ずる。』

とあり、

また、『正風と逆の方向から吹いてくる風を虚風と言う。これは人々の健康を損なう主因となることがある。虚風は人々の健康を害し、ときには殺すこともある。』とある。

これらは全て外からやってくる邪気に対しての言葉である。

こういった邪気には陰陽の区別があるため、その傷《やぶ》る部位にも当然違いがある。

この邪気には六種類あるが、それらはただ陰陽に化していくだけのことである。

陽性の邪気は熱に化し、熱邪となって気を傷る。陰性の邪気は寒に化し、寒邪となって形を傷る。

熱邪によって気が傷られると、気は鼻に通じ鼻は臓に通じているため、外から暑熱の邪を受けたとしても病気は中に発生することとなる。熱邪はこうやって気を傷っていくのである。

寒邪によって形が傷られると、浅ければ皮毛が深ければ経絡が傷られるため、外から風寒の邪気を受けると熱が出たり身体が痛むといった病気がおこる。寒邪はこうやって形を傷っていくのである。

経に、『寒ければ腠《そう》理《り》が閉じて、気もめぐり難くなる。そのため気は収斂《しゅうれん》されていく。暑ければ腠理が開き、営衛が大いに通じ発汗が多くなる。そのため気は泄《も》れていく。』とある。これが六気を陰陽によって弁じていく方法である。

この外感の六邪の内、風寒の邪気は最も強い。風邪は百病の長であり寒邪は殺厲《さつれい》の気だからである。

人間の身体の内側には臓腑があり、外側には経絡がある。

邪気が形を侵していく場合、先ず最初は皮毛にとりつく。邪気が皮毛に留まり続けると孫絡に入っていく。邪気が孫絡に留まり続けると絡脈に入っていく。邪気が絡脈に留まり続けると経脈に入っていく。その後邪気は、五臓に関係する部分や胃腸に散じ、陰の部分も陽の部分も倶に邪気に侵されるようになり、結局五臓そのものが邪気に侵されていくこととなる。

これが、邪気が外から内へと侵入していく順序である。

もし邪気が表にあるなら必ず表証がある。すでに表証が現われている場合は、裏を攻めてはいけない。もし間違えて裏を攻めてしまうと、治療効果が得られないだけではなく、裏を虚せしめることによって、表にあった邪気をますます内陥《ないかん》させてしまうという恐れも出てくるからである。

だから、表証がすでに明らかなのであれば、裏証は表証の弁証に基づいて治療していくべきである。

そのため、表証の弁証方法を先ず最初に会得《えとく》しておかなくてはならないのだ。

一、人間の身体において、臓腑は内側にあり経絡は外側にある。ゆえに臓腑を裏となし経絡を表とするのである。

その表において、手足に各々六経があり、合わせて十二経脈があるからである。十二経脈をさらに陰陽に分けると六陽は腑に属して表となり六陰は臓に属して裏となる。

また十二経脈を手足に分けると、足の経脈は長くかつ深く上から下まで広がって全身をくまなく絡《まと》っているため、足の経脈を調べることによって全身の病気を観察することができる。

手の経脈は短くてしかも浅く、全て足の経脈の間に出入している。

このため、傷寒の外感病を診察する場合はただ足の経脈についてのみ語られ、手の経脈については語られないのである。

足の六経についてさらに言うと、三陽を表として三陰を裏とする。

その三陽経のうち太陽経は、その脈が背部を行り、背部は陽に属することから、陽中の表とされている。陽明経は、その脈が腹部を行り腹部は陰に属することから、陽中の陰とされている。少陽経は、その脈が体側を行り、三陽経を全て伝わって徐々に三陰経に入るところであることから、半表半裏とされている。

このように、表証について診察しようとするならば、前後左右を分けて足の三陽経を中心にして観察していくと良い。

また三陽経の中でも特に太陽経は、肩背部を包むように覆《おお》っており、外には全身を支える大本となり、内には五臓六腑の重要な穴に連なっている。足の太陽経はあたかも諸陽経の主る気をさらに四方八方に通達させる要《かなめ》の役割を持っているかのようである。

そのため、風寒の外邪が人の身体を傷つけるときは、足の太陽経から始まることが多いのである。

一、足の三陰の経脈は全て足から腹に上る。

三陰の経脈も肌表の間にあるとはいっても裏を主るのであるから、風寒の外邪が表から入ってきた場合、陽経を経過せずに直接三陰に邪気が入ってくることはない。

もし陽経を経過せずに直接三陰に邪気が入るものは、陰経に直中《じきちゅう》したのであり、この場合は必ず臓との関係が出てくる。

ゆえに陰経に反応が出ているといっても表証の根拠にすることはできない。

一、寒邪が表にあれば必ず身熱して発汗しない、邪気によって皮毛が閉じられたのである。

一、寒邪が経絡を侵すと、身体が疼痛《とうつう》したり拘急《こうきゅう》したり酸痛《さんつう》したりするものである。これは邪気によって営気が乱されて血脈の流れが悪くなったためである。

一、寒邪が表にあるために起こる頭痛には、四経が関係している。

足の太陽の脉は頭頂を挟む、足の陽明の脉は上って頭維に至る、足の少陽の脉は上って両方の頭角を行る、足の厥陰の脉は上って百会で会する。これらは全て頭痛と関係がある。

だから、太陰と少陰の脉にだけは頭痛の症状がないと言える。

一、寒邪が表にあれば寒さを嫌うことが多い。

邪気に侵されている場合その同じ気を嫌うことが多いものである。

例えば、食べものによって病気になっていればその食べものを嫌い、寒邪によって病気になっていれば寒さを嫌う、といった具合である。

一、邪気が表にあるために脈が緊数《きんさく》となるのは、営気が邪気に乱されるためである。

一、足の太陽膀胱経は、目の内眥《ないし》に起こり、頭頂に上り、項《うなじ》を下り、背骨を挟《はさ》んで腰から膕《こく》へ行く。

そのため、邪気が太陽にあるものは、悪寒発熱して頭項痛み・腰背部がこわばり・膝の裏側や腓腹筋が酸痛したり疼痛したりすることが多い。

一、足の陽明胃経は目の下から起こり、顔や鼻を循って、胸腹に行く。

そのため、邪気が陽明にあるものは、発熱し微悪寒して目痛・鼻乾・不得臥《ふとくが》をともなうことが多い。

一、少陽は半表半裏の経である。足の少陽胆経は耳の前後を繞《めぐ》り、肩井から脇肋部に下る。そのため、邪気が少陽にあるものは、発熱して耳聾・脇痛・口苦・嘔気・往来寒熱をともなうことが多い。

上にあげた太陽・陽明・少陽の三陽の表証は、表証だけが現われているのであるから、当然裏を攻めてはいけない。

発表したり・軽く表を解いたり・温散したり・涼散したり・中焦を温めることによって裏を保護して邪気を間接的に発散させたり・陰気を補い助けて雲蒸雨化《うんじょううか》させることによって邪気を発散させたりするのである。

ああ！　思いは深くあるのだが言葉に尽《つ》くすことのなんと難しいことか。ただ明敏《めいびん》な者の心だけがこれを悟ることができるだろう。

一、表証の脉について。

張仲景は、『寸口の脉が浮にして緊の場合、浮はすなわち風邪《ふうじゃ》を意味し、緊はすなわち寒邪を意味する。風邪は衛気を傷り寒邪は営気を傷る。営衛ともに病み骨節が煩《もだ》え疼《うず》くものは発汗させるとよ

い。』と語り、

《脈経》の註には、『風邪は陽であり、寒邪は陰であり、衛気は陽であり、営気は陰である。風邪は陽を傷り寒邪は陰を傷る。各々その同類を傷るのだ。』とある。

だから衛気が風邪を受ければ発熱し、営気が寒邪を受ければ痛みが出、営衛ともに病むため骨節が煩え疼くのである。

これは発汗解表法によって治すことができる。

一、浮脈は基本的には表に属する。これは当然のことである。

けれども寒邪に傷られた初期その邪気が非常に強い場合は、衛気が拘束されるために脈が浮脈を表わすことができず、沈で緊を兼ねることがある。この場合は発熱や身体疼痛等の表証の症状を参合して考えていけば自然に弁証することができる。

またもし血虚して動血する場合脈は浮大となり、陰虚して水虧《すいきょ》する場合の脈も浮大となる。

また内火が熾盛《しせい》な場合の脈も必ず浮大となり、関陰格陽《かんいんかくよう》の場合の脈も必ず浮大となる。

こういった例のように、浮脈であるからといってそれをそのまま表証として一概に論じることはできない。

必ず形と気とをよく観察し、その病気に他の証が有るのか無いのかをよく参酌《しんしゃく》しなければならない。

もし表証ではないものを誤って表証として治療するならば、掌を返す間にも人を殺してしまうことになるのだから。

一、外感病で寒邪に傷られ脈が大であれば、必ず病気は進行し邪気が日に日に盛になっていく。

このような場合、脈が大で緊を兼ねる場合に病気は進行するけれども、初期には脈が小さく徐々に大きくなるようなものや脈が徐々に大きく緩んでいくようなものは、陰から陽に変化していこうとしているのであって、胃の気が徐々に盛になり癒《い》えようとしている兆《きざ》しである。

一、寒邪がまだとれきっていないのに、脈が緊で無力なものはまだ癒える時期が来ていない。これはなぜだろうか？

この緊脈は邪気を表わしている。また脈力の有無は元気を表わしている。緊で無力なものは邪気が有余なのに元気が不足していることを表わしているのである。

このように元気が不足している場合、どうやって邪気を追い払えばよいのだろうか？

このような症状のものは、その元陽を徐々に充実させ脈の力を徐々に出して、小から大・虚から実へと徐々に脈が洪滑を表わすようにもっていければ、陽気がだんだん回復し表証を解くことができるようになるだろう。

もし日に日に脈の力が無くなり緊数の脈が徐々に強くなっていくようであれば、これは非常に危険な兆候であるから注意しなければならない。

一、病気が表から入るものは表証である。内から外に及ぶものは表証ではない。

経に、『内より外に行くものはその内を調え、外より内に行くものはその外を治す。内より外に行き外に盛なものは、先ずその内を治した後にその外を治し、外より内に行き内に盛なものは、先ずその外を治した後にその内を調えよ。』とある。

この内外先後の治法はよく理解しておかなければならない。

一、傷風と中風は共に風の字があるが、これを同じ表証であるとしてはいけない。

傷風の病は風が外から入ってくるものである。これは温散によって治療すればよい、これは表証である。

中風の病は形や証は風に似ているけれども内傷による病気であり、その根本に外邪があるわけではない。だから表証で論治することはできない。この治法は本文の中にある。

一、発熱は火証である。しかし表裏の弁証をしなければならない。

邪気が表にあるために発熱するものは、表に熱があるだけで裏には熱はない。これは寒邪によるものである。治法は解法と散法がよい。

邪気が裏にあるために発熱するものは、裏熱が先に強くなり後にその熱が表にまで及んだものである。これが火証であり、治法は清法と涼法がよい。

ここまでの双方は、邪熱によって考えていけばよい。

もし陰虚で水が欠乏したために骨蒸し夜間発熱するものは、虚熱である。この場合は、邪熱の治法を参考にすることはできない。このようなものは壮水滋陰によってのみ治すことができるのである。

一、湿邪と燥邪の二気もまた外邪である。しかし湿の中にも陰陽があり燥の中にもまた陰陽がある。

陰性の湿邪は寒湿と言い、陽性の湿邪は湿熱と言う。

陽性の燥邪は火に起因し、陰性の燥邪は寒に起因する。

熱は陰を傷り臓に関係し、寒は陽を傷り経に関係する。

このように、湿と燥の双方にさらに表裏もあるので、明確に弁証してこれを治療しなければならない。

一、湿証の弁証には表裏の問題がある。経に、『湿によるものは首を裹《つつ》まれるがごとし。』とあり、また、『湿に傷られるものは下に先ずこれを受ける。』とある。

もし道路などで風に吹かれ雨に濡らされたり、労動のきつい人などが汗をかき衣服を湿らした場合は、湿邪が外から入るのである。

もし酒や生冷の食品を好み、それによって泄瀉・黄疸・腫脹といった症状を呈するものは、湿邪が内から生ずるものである。

湿邪が上にあり外にあるものは微《すこ》し発汗させて解くとよい。

湿邪が下にあり裏にあるものはこれを分利《ぶんり》するとよい。

湿熱は清熱利湿するとよいし、寒湿は補脾温腎するとよい。

一、燥証の弁証にもまた表裏がある。経に『清気大来するは燥の勝つなり、風木邪を受け肝の病生ぜん。』とある。これは中風の類である。

燥邪が勝てば陰が虚し、陰が虚すと血が減少する。ために牽引《けんいん》したり・拘急《こうきゅう》したり・皮膚や肌肉《きにく》が徐々に痩せていったり・臓腑が乾結《かんけつ》したりする。

これらは燥邪が陽によって化し営気が不足して内を傷ったためにおこるものである。治法は養営補陰を主とする。

もし秋気が太過となり金気が勝って風邪となると、肺が先ず病気になる。これは傷風の類である。

また、もし風寒が外束すると気は皮毛に集まるため、身熱無汗・咳嗽喘満《ぜいまん》・鼻塞声唖《びそくせいあ》・咽喉乾燥などの症状を呈する。

これは燥邪が陰気によって生じ、衛気がその邪を受けたために表が傷られたためにおこるものである。治法は軽揚《けいよう》温散の剤を主として、肺を暖めて寒を去るのがよい。

裏証篇

裏証とは、病が内部や臓にあるものである。

病気が内部から発生する原因は、七情・労倦・飲食によって傷られたり・酒色《しゅしょく》によって困窮させられたためである。この全てが裏証である。

このように言うと実に判《わか》り易《やす》い感じがするが、内傷と外感との間の似て非なる部分を明確にしておかなければ、表証を裏証と判断したり裏証を表証と判断したりして、大きな害を人々に与えることになる。

ゆえに明確に弁証しなければならない。

一、微熱があっても、じっとりと汗が出て止まらない・身体に酸痛・疼痛・拘急する部分がない・脈も緊数ではないといったものは、表の熱ではない。

一、症状は外感に似ていても、悪寒せず反って悪熱し、表証が全く無いものは、内熱が盛なのである。

一、表証の病気で小便が透明で出易《でやす》いものは、邪が未だ裏に入っていないことが判る。

一、表証がすでに具わっており飲食に異常がなく胸腹《きょうふく》にも変わったことがない場合は、病気が裏に伝わっていないとする。

もし嘔気・悪心《おしん》・口苦などの症状が現われ、心胸が満悶《まんもん》して食欲が無くなっていれば、表邪が胸中に伝わって徐々に裏に入ろうとしている状態である。

もし煩躁《はんそう》して眠れず・乾渇《かんかつ》して譫語《せんご》し・腹痛自利《じり》する等の症状がある場合は、邪気が裏に入っているのである。

もし腹脹喘満し・大便結硬《けっこう》し・潮熱《ちょうねつ》して黄斑が出・脈も滑実を呈する場合は、まさに陽明病の胃腑裏実の証である。大いに下すべきである。

一、七情内傷について。

喜びが過剰なものは、心を傷り気が散ずる。心気が散ずるものはこれを収め養う。

怒りが過剰なものは、肝を傷り気逆する。肝気が逆するものはこれを平《へい》し抑える。

思いが過剰なものは、脾を傷り気が結する。脾気が結するものこれを温めて豁《ひら》く。

憂いが過剰なものは、肺を傷り気が沈む。肺気が沈むものはこれを舒《ゆる》めて挙げる。

恐れが過剰なものは、腎を傷り気が怯《おび》える。腎気が怯えるものはこれを安め壮《そう》する。

一、飲食内傷について。

食物の気が滞って蓄積したものは、脾気の実である。これを逐《お》って消してやるとよい。

食物を運化することができないものは、脾気の虚である。この場合は暖めて脾気を助けるとよい。

一、酒湿によって陰を傷り、熱して煩満するものは湿熱の病である。これは清泄するとよい。

酒湿によって陽を傷り、腹痛瀉利して嘔悪するものは寒湿の病である。これは温補するとよい。

一、労倦《ろうけん》によって脾を傷るものについて。脾は四肢を主るので中焦の気を補うとよい。

一、色慾《しきよく》によって腎を傷ったものについて。

陽が虚して内に火が無いものは、その気血をともに培わなければならない。

陰が虚して虚火が有るものは、その真陰をもっぱら補うべきである。

一、痰飲を患うものには必ず本《ほん》がある。

その本を求めて治療すべきである。標だけを治療するのは良い方法ではない。

詳しくは本文の中にある。

一、五臓が傷られている場合は、当然弁証し難い。

しかし、中に有るものは必ず外に形として現われる。

ゆえに肝が病めば目が視《み》え難くなり色も青くなる。

心が病めば舌が動き難くなり舌の色も赤くなる。

脾が病めば口は味覚が無くなり色も黄色くなる。

肺が病めば鼻で香臭を嗅ぎ難くなり色も白くなる。

腎が病めば耳で聴き難くなり色も黒くなる。

虚実篇

虚実とは、有余と不足のことである。

表裏の中に虚実が有り、気血の中に虚実が有り、臓腑の中に虚実が有り、陰陽の中にも虚実が有る。

外感病の多くは有余であり、内傷病の多くは不足である。

実は邪気の実を言い瀉法によって治療する。

虚は正気の虚を言い補法によって治療する。

虚実を理解しようとするものは、その根本がどこにあるのかを考えて、補瀉どちらを用いるのかをよく弁別しなければならない。

病状を判断する場合、実邪によるものかどうかということも当然重要であるが、元気の虚がどの程度であるのかということはさらに重要である。

ゆえに、病気の治療をしようとする場合、必ず先に元気の程度を察し、その後に疾病の邪の状態を診《み》ていくべきである。

もし実証のものに誤って補法を施《ほどこ》したとしても、それはその病状に随《したが》って治療していけば救うことができるが、虚証のものに誤って瀉法を施せば、生死に関わってくるからである。

この虚実の要は脈にある。

脈が真に有力で真に神が有れば、これはまさに真の実証である。

脈に力が有るようにみえ神も有るようにみえるといった程度のものは仮の実証といえよう。

脈の力が少なく神も弱い程度のものはまだしも、脈が完全に無力で完全に神が無くなっているものなどは、その正気の虚が非常に甚だしいと言わねばならない。

臨床においてこの、脈と虚実との関係をおろそかにするようなことは、万に一つもあってはならないことである。

一、表実とは。

発熱し・身痛し・悪熱して衣服をはだけ・悪寒して鼓慄《こりつ》するものである。

寒が表を閉塞《へいそく》するものは無汗であり、火が表に盛なものは瘍《よう》が出てくる。

走注《そうちゅう》〔風痺の別名〕して紅く脹れ痛むものは、営衛に熱があると理解すべきである。

拘急《こうきゅう》して酸痛し疼痛するものは経絡に寒があると理解すべきである。

一、裏実とは。

脹痛・痞堅《ひけん》・閉結・喘満・懊悩《おうのう》して不寧《ふねい》・煩躁《はんそう》して不眠・気血積聚《しゃくじゅ》し結滞が腹中にできて散らず・寒邪や熱毒が深く臓腑の間に留まったものである。

一、陽実の場合は、熱が多く悪熱する。

陰実の場合は、結して痛み冷える。

気実の場合は、必ず呼吸喘促《ぜいそく》し声色は壮《さか》んで激しい。

血実の場合は、血が凝集するため痛み堅い。

一、心実のものは火が多くよく笑い、

肝実のものは両脇少腹が疼痛してよく怒る。

脾実のものは脹満気閉して身体が重い。

肺実のものは上焦に気が逆して咳喘する。

腎実のものは下焦が壅閉《ようへい》され痛み・脹感・熱感が二便に現われる。

一、表虚とは。

多汗・筋肉の戦慄・怯寒《きょかん》・目暗羞明《もくあんじょくめい》・耳聾眩暈《じろうげんうん》・肢体の麻木・きつい労働についていけない・毛髪が槁《か》れ肌肉が痩せ・顔色が憔悴《しょうすい》し神気は索然《さくぜん》となるものである。

一、裏虚とは。

心怯《しんきょ》心跳《しんちょう》・驚惶《きょうこう》・神魂《しんこん》が安まらず・津液が不足し・飢えて食べることができず・渇して冷を喜ばず・畏《おそ》れて目を見張り・人の声に驚くものである。

上が虚すれば飲食を運化することができず、嘔悪《おうお》し気虚による中満《ちゅうまん》となる。

下が虚すれば二陰が流利することができず、便も尿も失禁し・肛門脱出し・泄瀉し・遺精する。

婦人の場合は血枯《けっこ》のために閉経となり、堕胎・崩《ほう》・淋・帯濁《たいだく》等の症状を呈する。

一、陽虚とは火の虚である。

神気が不足し・眼黒く頭眩《ずげん》し・冷えが多いため寒邪を畏《おそ》れる。

陰虚とは水の欠乏である。

亡血失血し・戴陽《たいよう》し・骨蒸労熱《こつじょうろうねつ》する。

気虚のものは、声が小さくて呼吸が促迫し息切れするため喘《ぜい》と似ている。

血虚のものは、皮膚が乾渋《かんじゅう》して筋脈が拘攣《こうれん》する。

一、心虚のものは、陽虚のためによく悲しむ。

肝虚のものは、目がはっきり見えず陰嚢《いんのう》が縮み筋肉が痙攣《けいれん》してよく恐れる。

脾虚のものは、四肢を用いにくく飲食物を消化しにくく腹部が痞満《ひまん》してよく憂う。

肺虚のものは、気が少く呼吸も微《かす》かで皮毛は乾燥しなめらかでなくなる。

腎虚のものは、二陰が通じにくく、両便を失禁したり遺精失精することが多い。また腰脊《ようせき》の異常によって俯仰《ふぎょう》できず、さらには骨痿《こつい》し痿厥《いけつ》する。

一、痛みがあって、按ずることのできるものは虚であり、按ずることを拒むものは実である。

一、脹満の虚実について。

張仲景は、『腹満が減らず、たとえ減ってもそれほどでもないものは、これを下すべきである。腹満が時には減るがまた元の如くなるものは、これを寒とする。温薬を与うべきである。』と言っている。

腹満が減《げん》じても格別言うほどでもないものとは中満のきついものであり、腹満が減じないものと同様に実邪による腹満である。そのためこれを下すのである。

腹満が減じるときがあるということは、腹中にもともと実邪が無いということである。時には腹満が減じるにも関わらずまた元に戻って腹満するものは、脾気の虚寒がその根底にあるのである。そのために温薬を与えるのである。

温という言葉の中には補という意味も兼ねられている。

一、《内経》の諸篇には神気について心をこめて語られている。

神気とは元気のことであり、元気がしっかりしていれば精神状態も非常に良い、これは当然のことである。

もし元気が少し虚すれば神気も少し虚し、元気が非常に虚すれば神気も非常に虚し、神気が去ってしまうとその人の生活機能も停止してしまう。非常に畏るべきものである。

〈脈要精微論〉に、『精明は、万物を視、黒白を別ち、長短を審《つまび》らかにする所である。長を短とし白を黒とするような状態は、精の衰えを意味する。』

『もし話す声が低く力がなく話す内容も重複するようなものは、気奪《きだつ》である。

衣服を正しく着けることができず、言語が錯乱してその親密度によって使い分けることができない者は、神明《しんめい》が乱れているのである。

脾胃が食物を納めることができず大便を失禁するものは、その門戸がしっかりしていないからである。

尿を失禁するのは、膀胱がしっかりしていないからである。

五臓がしっかりしているものは生き、五臓がしっかりしていないものは死ぬ。五臓は身体の強健さの大本である。

頭は精明の府であり、頭を傾けて深く視るものは精神が奪せんとしている兆候である。

背中は胸中の府である。背中が曲り肩が垂れていくものは胸中の府が壊れかけているのである。

腰は腎の府である。転揺することができないものは腎が虚しきってしまったのである。

膝は脚の府である。屈伸することができず、歩いても前屈みになるような場合は骨が弱りきっているのである。

骨は髄の府である。長いこと立つことができず歩けばふらふらするものは骨が弱りきっているのである。

五臓が強ければ生き、五臓がその強さを失えば死す。』とある。

この《内経》の言葉は虚証について言っているのであるが、その意味を深く理解しなければならない。

一、虚は補い実は瀉す、と言葉で言うと非常に解り易い。しかし実の中に虚があり虚の中に実が有ることは意外と知られていないのである。

いつも思っていることだが、虚が極まった病気であるのに反《かえ》って勢いが盛《さかん》に見えたり、実が強い病気であるのに反ってやせ衰えて見えたりすることがある。このあたりのことをしっかりと弁証していかなければならない。

たとえば、七情の過不足・飢飽《きほう》・労倦《ろうけん》・酒食に傷れ・先天の不足によって起こる病気の中には、身熱便閉《べんへい》・戴陽《たいよう》脹満《ちょうまん》・虚狂《きょきょう》仮斑《かはん》等の症状が非常に多く見られる。

これは有余の病であるかのように見えるのだが、その真実の原因は不足によるものなのである。その真の原因を察することのできない医者は、これを瀉し、無実の患者を殺してしまうことになる。

またたとえば、外感の邪が取りきれずに経絡に留伏《りゅうふく》し・飲食の滞りが消えずに臓腑に積聚《しゃくじゅ》し・散らして消すことのできない鬱結や逆気が有り・頑痰《がんたん》や瘀血《おけつ》が留蔵《りゅうぞう》されている場合、その病程が長くなるとやせ衰えてくる。

これは不足の病に似ているけれども、病気の原因が未だ除かれていないのである。このような場合はどのようにやせ衰えて見えようとも、その原因である実邪を取らなければならない。しかし、その実邪をとらなければいけないことが解らない医者が、もし誤って補法を用いて治療するならば、その邪気をますます強くしてしまうこととなる。

これがよく言われる所の、『実を実せしむることなく、虚を虚せしむることなかれ』の意味である。

不足を瀉し有余を補うといった治療によって死んだ患者は、医者がこれを殺したのである。

附　華佗《かだ》〈虚実大要論〉

華元化《かげんか》〔華佗〕の〈虚実大要論〉には以下のように述べられている。

『病には、臓虚臓実・腑虚腑実・上虚上実・下虚下実などの種類があり、その症状も各々異なっている。深く考えていかなければならない。

腸鳴気走《きそう》・足冷手寒《そくれいしゅかん》・食胃に入らず・時間に関係なく嘔吐上逆し・皮毛憔悴《しょうすい》し・肌肉皺皴《きにくしゅうしゅん》し・目昏耳塞《もくこんじそく》し・語声破散《はさん》し・歩いたり動いたりすることによって喘促し・精神状態もしっかりしていないものは、五臓の虚によるものである。

その脈を診ると、指を挙げた浮位では滑、これを按じた沈位では微である。その異常がどの部位にあるのかをみれば、どの臓が虚しているのかを知ることができる。またこれを按じた沈位において、沈・小・微・弱・短・渋・軟・濡といった脈状を示すものは臓の虚を意味する。

飲食過多・大小便難《なん》・胸膈満悶《まんもん》・肢節疼痛・身体沈重《ちんじゅう》・頭目悶眩《もんげん》・唇口腫脹・咽喉閉塞・腸中気

急・皮肉不仁《ふじん》・急に喘乏《ぜいぼう》を生じ・時々悪寒や発熱をし・瘡疽《そうそ》がともに生じ・悲喜の感情が時に来る、また自から痿弱《いじゃく》し・自から高強《こうきょう》し・気が舒暢《じょちょう》しにくく・血も流通しにくいものは、臓の実である。

その脈を診て、浮沈ともに盛《さかん》なものは実である。また長・浮・数・疾・洪・緊・弦・大といった脈状を示すものは全て実である。

その異常がどの経にあるのかをみれば、どの臓が実しているのかを知ることができる。

頭疼《ずとう》目赤・皮熱骨寒・手足舒緩《じょかん》・血気壅塞《ようそく》・丹瘤《たんりゅう》さらに生じ・咽喉腫痛し・軽くこれを按じて痛み・重くこれを按じて気持ちよい・飲食には異常が出ていないといったものは、腑の実である。

その脈を診て、浮いて実大の脈状を示すものがこれである。

皮膚掻痒《そうよう》・肌肉瞋脹《しちょう》し・飲食化せず・下痢が止まらず、

その脉を診ると軽く按じて滑を重く按じて平を得るものは、腑の虚である。

その異常がどの経にあるかを見て、急いで治療しなければならない。

胸膈《きょうかく》痞満《ひまん》して・頭目《とうもく》割れるように痛み・飲食下らず・脳項《のうこう》が昏重《こんじゅう》し・咽喉が不利・涕唾《ていだ》が粘稠《ねんちょう》なものの、

脉を診て、左右の寸口が沈・結・実・大といった脉状を示すものは、上実である。

頬が赤く心《しん》驚き・挙動時に顫慄《せんりつ》し・語声は嘶嗄《せいさ》・唇焦げ口乾き・喘乏《ぜいぼう》するに力無く・顔色が悪く・頤頷《いがん》が腫満《しゅまん》するものの、

左右の寸脉を診て弱・微といった脉状を示すものは、上虚である。

大小便が出難く・飲食には異常がなく・腰脚《ようきゃく》は沈み重く・臍腹《さいふく》が疼痛《とうつう》するものの、

左右の尺中を診て伏脉で渋るものは、下実である。

大小便が出難《でにく》く・飲食は進退し・腰脚が沈み重く・いつも水中に坐っているような感じで・歩いたり動いたりすることが困難で・気が上奔《じょうほん》して衝《つ》き・眠っているとき危険な夢を見るものの、

左右の尺中を診て滑脉で渋るものは、下虚である。

そういった病人が微・渋・短・小といった脉状を示す場合は全て下虚に属する。』

一、本篇だけでは虚実の症状がまだ展開され尽《つく》していない。詳しくはまた虚損門に載せてあるので、両方合わせて考察されるとよいだろう。

寒熱篇

寒熱とは、陰陽の変化したものである。

陰が足りなければ陽はこれに乗じ、変化して熱となる。陽が足りなければ陰がこれに乗じ、変化して寒となる。

ゆえに陰が勝てば陽が病み寒を生ずる。陽が勝てば陰が病み熱を生ずる。

熱が極まれば寒が生ずるが、その原因から言ってこの寒は、熱の甚だしいものであると考えられる。寒が極まれば熱が生ずるが、その原因から言ってこの熱は、寒の甚だしいものであると考えられる。

陽気が虚すれば外が冷えるが、この冷えは必ず陽気を傷る。陰気が虚すれば内が熱するが、この熱は必ず陰気を傷る。

陽気が盛であれば外が熱するが、これを陽気が陽分に帰ると言う。陰気が盛であれば内が冷えるが、これを陰気が陰分に帰ると言う。

寒邪は形を傷るが、この形とは表のことを言っているのである。熱邪は気を傷るが、この気とは裏のことを言っているのである。

ゆえに火旺《かおう》の時期には、陽気有余の人は熱邪による病気を生じやすい。水旺の時期に、陽気が足りない人は寒邪による病気を起こしやすい。

人事によって起こる病気は内を傷り易く、天地の気との交流によって生じる病気は外を傷り易い。

寒熱の表裏は当然理解しなくてはいけないが、寒熱の虚実もまたしっかり理解しておく必要がある。

一、熱が表にあるものは、発熱し頭痛し、丹腫《たんしゅ》や斑黄ができ、衣服を脱ぎたがり、痛みをともなう瘡瘍《そうよう》ができる。

一、熱が裏にあるものは、目がくらみ悶《もだ》え脹満《ちょうまん》し、煩渇《はんかつ》して喘が結し、気急して叫吼《きょうこう》し、躁擾《そうじょう》して狂ったようになる。

一、熱が上にあるものは、頭痛目赤をなし、喉瘡《こうそう》ができ歯痛し、気逆して上を衝《つ》き、冷を喜び舌が黒くなる。

一、熱が下にあるものは、腰や足が腫痛《しゅつう》し、二便は秘し渋り、また熱痛をともなう遺精《いせい》をし、尿に血液が混ざる。

一、寒が表にあるものは、寒を憎み、身体は冷え、浮腫となり、顔色が青惨《せいさん》となり、四肢は冷えて厥《けつ》す。

一、寒が裏にあるものは、冷めたいものを飲むと腸鳴《ちょうめい》し、悪心嘔吐《おしんおうと》し、心腹疼痛《しんぷくとうつう》し、悪寒《おかん》し熱を喜ぶ。

一、寒が上にあるものは、呑酸《どんさん》し、膈噎《かくいつ》し、飲食を化すことができず、噯腐《あいふ》し腹脹し、噦《えつ》する。

一、寒が下にあるものは、清濁を分けることができず、アヒルのような便や痛泄をし、陽萎《ようい》となり、遺尿《いにょう》し、膝が冷え足も冷える。

一、身体が大いに熱しているのに反《かえ》って衣服を着ようとするものは、熱が皮膚にあり寒が骨髄にあるものである。身体が大いに冷えているのに反って衣服を着たがらないものは、寒が皮膚にあり熱が骨髄にあるものである。

これは表証についての弁証である。

内熱の甚だしいものも寒を畏《おそ》れることが多い。

これらは脈と証とを参合して判断していかなければならない。

一、真寒の脈は、必ず遅弱で神がない。真熱の脈は、必ず滑実で力がある。

一、陽臓の人は熱が多く、陰臓の人は寒が多い。

陽臓の人は平生より冷めたいものを喜び熱いものを畏れる。すなわち朝夕冷食しても、一向に病気になることがない。これはその陽気が有り余っているためである。

陰臓の人は一旦寒涼に犯されると、すぐに脾腎が傷られてしまう。これはその陽気が不足しているためである。

陽気が強いものは少なく、十人に二三人程度であるが、陽気が弱いものは比較的多く、十人に五六人はいる。

しかし強さを恃《たの》むような者の多くは反って病気となり、自分の弱さを畏《おそ》れる者の多くは反って安定した生活を送っていく。であるから、他人が健康であるからといって自分の身体の弱さを卑下《ひげ》することは、侏儒《しゅじゅ》の観場《かんじょう》〔自分の定まった考えがないため、他人が語ったことを繰り返すこと〕・醜婦《しゅうふ》の効顰《こうひん》〔功を弄して反って失敗し、顰蹙《ひんしゅく》をかうこと〕と異なるところがない。

寒熱真仮篇

寒熱には真仮があり、陰証が陽証に似、陽証が陰証に似ることがある。

陰証が極まると反って躁熱《そうねつ》する。これは内部が冷えて外部が熱するためである。これがすなわち真寒仮熱《しんかんかねつ》である。

陽証が極まると反って寒厥《かんけつ》する。これは内部が熱して外部が冷えるからである。これがすなわち真熱仮寒である。

仮熱の証のものは寒涼を非常に嫌い、仮寒《けかん》の証のものは温熱を非常に嫌う。

これらを鑑別する方法は、もっぱら脈の虚実・強弱による。

一、仮熱の証は水が極まって火に似たものである。

傷寒病や雑病に罹《かか》る場合、その体質に本来虚寒があってたまたま邪気に感じてなるもの・労倦《ろうけん》が過度となってなるもの・酒食を過度に摂りすぎてなるもの・七情が過度にアンバランスとなってなるもの・もともと火証ではないのに誤って寒涼剤を服用してなるものなどがある。

真熱の証であれば当然発熱するのだが、仮熱の証の場合にもやはり発熱の症状がある。

その症状は、顔が赤く煩躁《はんそう》し、大便通ぜず小便赤く渋り、また呼吸が速くなり、咽喉が腫痛し、発熱し、脈に緊数などが現われる。

無知な医者がこれを診て、そのまま熱証のものとして、寒涼剤を誤って服用させるならば、その薬が咽を下ると必ず斃《たお》れることとなる。

身体に熱があっても裏は冷えて格陽《かくよう》するものや、陽気が虚して収斂《しゅうれん》できないものにこの症状が多い。

しかしこの症状をよく見ていくと、口が乾き渇するといっても、冷飲は喜ばなかったり、冷飲を喜んだとしても飲む量が少なかったり、また大便は実さず、初めは硬いが後は軟便となったり、小便は透明で回数が多かったり、陰液が枯れたために小便の色が黄赤になっていたり、呼吸が短く懶言《らんげん》し、顔色が黯《くら》く神倦《しんけん》してみえたりする。

また狂ったように起倒するが止めさせれば止めることができるが、これは高い場所に登って罵《ば》詈《り》するものとは異なるため、虚狂という。

また蚊に刺された迹《あと》のような浅紅細砕《さいさく》の斑ができることがあるが、これも熱極によっておこる紫赤のものとは異なる。これを仮斑という。

仮熱の脈は沈・細・遅・弱、または浮・大・緊・数であっても無力で神が無い。これは熱が皮膚にあり寒が臓腑にあるためである。いわゆる悪熱があるが熱証ではない、陰証である。

こういった内類内困《ないたいないこん》の証を見てもただ邪を攻めることしか知らなれば、患者を殺してしまうことになるだろう。

このような場合は急いで四逆湯・八味丸・理陰煎・回陽飲の類に附子を倍加し、真陽を補填《ほてい》して引火帰源《いんかきげん》しなければならない。元気が徐々に回復すれば、虚熱は必ず臓に退き、病気は自然と癒えるだろう。いわゆる火は燥に引き寄せられるとはこの意味である。

このように、身熱して脈に数が現われてこれを按じても鼓撃《こげき》してこないものは、皆な陰盛格陽《いんせいかくよう》であって熱証ではない。

張仲景《ちゅうけい》は、少陰病の顔の赤みを治すのに四逆湯加葱白を主とせよと言う。

李東垣《とうえん》は、『面赤目赤して煩躁し水分を欲しがり、脉七八至でこれを按じて散ずるものは無根の火である、姜附湯加人参これを主る。』と言う。

《外台秘要《げだいひよう》》には、『陰盛によって発躁《はっそう》したものは、名付けて陰躁《いんそう》と言う。井戸の中に坐ろうとするものであっても、熱薬を用いてこれを治するとよい。』とある。

一、仮寒《けかん》とは、火が極まって水に似たものである。

傷寒の熱がきついものに対してその汗下の時期を失し、陽邪が亢極《こうきょく》して内に欝伏《うっぷく》し、邪気が陽経から陰分に伝わって入ったためにおこる。

ゆえに身熱しながら四肢厥冷《ししけつれい》を発し、神気は昏沈《こんちん》し、また時には寒をも畏れてあたかも陰証の症状のようになる。

真寒の証は当然寒を畏れるのだが、仮寒の証もやはり寒を畏れるのである。

熱が深ければ四肢厥冷もまたきつく、熱が極まれば冷えも反ってきついといった症状を呈するようになる。

大抵の場合これらの症状を呈してはいても、話し方が壮《さか》んで呼吸が粗い・形も強そうで力が有る・唇は焦げ舌は黒い・口渇し冷飲し・小便は赤く渋る・大便は秘結し・薬や水を多く飲んだために清水を下痢することもあるがそこには必ず燥糞《そうふん》があり・放屁《ほうひ》が非常に臭いといった症状がある。

そのような患者で六脈が沈滑で力が有るならば、これは陽証である。

このように内に実邪の有る患者は、三承気湯の中から選んで用いるとよい。

潮熱する者は、大柴胡湯で解して下すとよい。

内に実邪が無い者は、白虎湯の類で清するとよい。

雑証における仮寒の場合も、また寒を畏れたり戦慄《せんりつ》したりする。これは熱が内部で極まっている状態のところに、寒邪が外部から侵入し、寒熱の気が互いに交流しないために寒慄《かんりつ》するのである。

この状態は寒が皮膚にあり熱が骨髄にあるのであって、いわゆる悪寒ではあるが寒証ではない。

その症状をよく見ていくと、冷飲を喜び、大便は秘結し、小便は熱感があって渋り、口臭がきつく煩躁《はんそう》する。そして、その脉は必ず滑実で力が有るといった明らかな熱証を呈する。

この証のものには、涼膈散《りょうかくさん》や黄芩黄連《おうごんおうれん》の類を用いてその陰気を助けその火を清してやるとよい。

内熱がすっかり除かれれば外寒も自然にとれる。いわゆる水が湿を流すというのはこの意味である。

このように、いかに身体が冷え四肢厥冷するものであっても、脉が滑・数で按ずれば指に鼓撃してくるものは、陽が極まって寒に似ているのであって、寒証ではないのである。

一、仮寒のものに対して熱薬を誤服《ごふく》させたり、仮熱のものに対して寒薬を誤服させたりしないよう調べるには、少量の冷水で試してみるとよい。

仮熱の証のものは水を飲むことを好まなかったり、喜んで飲む者も飲んだ後　嘔き気が現われることが多い。その場合は温熱薬を用いてこれを治療するとよい。

仮寒の証のものは必ず水を飲むことを好み、飲んだ後反って壮快となり嘔逆することがない。その場合は寒涼薬を用いてこれを治療するのである。

十問篇

一に寒熱を問い、
二に汗を問う、
三に頭身を問い、
四に便を問う、
五に飲食を問い、
六に胸を問う、

七に聾、

八に渇とともに弁ずべし、

九に脉色によりて陰陽を察し、

十に気味によりて神見《しんけん》を章《あきら》かにす、

見方が定まれば治療することは難かしくはないが、

さらに明哲《めいてつ》であれば怨《うらみ》をかうことが少なかろう。

上の十問歌は、診察と治療の要領を歌ったものであり、臨床において最も最初に行わなければならないことである。この十問歌が明らかとなれば、六変《ろっぺん》もその中にある。それによって全ての病気の形情を自分のものにすることができる。

医療の難かしさは、病気の本《ほん》を知るというところにある。これが解らないために誤治を施すのである。誤治をすれば人を殺すことになり、天道を畏れなければならなくなる。誤治をしなければ人を済《たす》けることができ、その陰徳は窮《きわ》まることがない。

この医学の道を極めようとする者は、先ず最初にこの十問歌によって医道の要点を把握し、医道を追求する意志と全体にわたる見方とを定めなければならない。その段階を一つ一つ踏んだ後で改めて様々な書物にあたりその知識を広めていけば、誤治をすることが極めて少なくなる。

有能な者は、これを胸中でじっくりと熟成させ、掌中に収めているものである。

これは、他人に対してするのではなく自分に対して行なって、じっくりと深めていくことである。慎《つつし》んでこれを行い、これを宝とすべきである。

一、寒熱を問う

寒熱を問うとは、その内外の寒熱を問い、表に在る場合と裏に在る場合とをそれぞれ弁じ分けていこうとするものである。

寒によって傷られる場合はおおむね熱をともなう病気となる。つまり、身熱し・脈は緊で・頭や身体が疼痛《とうつう》し・拘急《こうきゅう》し・無汗といった症状が急に出てくる病気は外感性のものなのである。

寒邪が経にあるために頭や身体が疼痛し、邪気が皮毛を閉ざすために拘急して発熱するのである。

もし平素からの病気が無いのにこのような脈や症状が急に現われるものは、外感によるものが多い。これは寒邪がもともとあるわけではなく突然発症するのであるから、表証である。

もし表証がないのに身熱が下がらないものは、内傷性の病気に属することが多い。

こういった病気には必ず原因となる内証があるものである。

四診を合参《がっさん》してこれを診察すれば、その真の証を自然に得ることができるであろう。

一、身熱して十日あるいは数カ月になるのに解熱《げねつ》しないような場合にも表証に属するものがある。

これは、寒邪の罹《かか》り初めの身熱・頭痛という症状を呈する患者に対して医者が正しく弁証することができず、火邪による病気であると誤認して寒涼剤を用いたために邪を散らすことができなくなった場合や、解肌《げき》剤・散寒《さんかん》剤を正しく用いたにも関わらずその薬力が足らずに病邪を追い出すことができず、寒邪が経脈に留蓄《りゅうちく》した場合におこる。

このような病気は外証が多くて裏証が少い。この場合は裏証ではないので、解肌剤・散寒剤を用いるべきである。

一、内証による発熱の多くは陰虚に属すが、積熱《じゃくねつ》によってもおこるものがあり、内証の度合に応じて徐々に発熱する。

陰虚による発熱の場合は必ず精が傷られている。精が傷られた場合には必ず臓にもその害が及ぶものである。

例えば上焦の精が傷られてその害が肺に及ぶものは、必ず喘急・咳嗽といった症状を呈する。

中焦の精が傷られてその害が脾に及ぶものは、飲食を妨げられ・懊悩《おうのう》を生じ・煩躁《はんそう》して焦渇《しょうかつ》するといった症状を呈する。

下焦の精が傷られてその害が腎に及んだものは、精血遺淋《いりん》し・二便が失調し・急に発熱し急に解熱し・気怯《ききょ》し声微《せいび》といった症状を呈する。

これらは全て陰虚の症状である。

一、怒気や七情が肝や臓を傷ったために発熱するものは、全て真陰の不足によるものである。

ゆえに邪火が熾んになり易い場合もまた陰虚が根本にある。

一、労倦によって脾が傷られて発熱するというが、脾の陰気がもともと不足しているために傷られ易くなっているのである。

脾が傷られて熱が肌肉の間に生ずるものもまた陰虚を中心に考えていくべきである。

一、内傷によっておこる積熱が、癥《ちょう》や痞《ひ》としてある場合は必ず形や症状として現われ、血や気にある場合も必ず、上下の九竅《きゅうきょう》が熱するとか臓腑や三焦が熱するといった明らかな徴候が現われる。

実熱が原因で火邪に傷られ結果的にそれが形体に現われているような場合でも、邪が真元《しんげん》に及んでいなければ、その形気・声色・脈候は自然と壮麗《そうれい》なままである。

このような場合は、この形気・声色・脈候を根拠として証を立てていかなければならない。

実火を中心として治療すべきである。

一、寒証は最も明確に現われ易い。

外寒するものは表の陽気が衰えているのであり、内寒するものは内部の火が衰えているのである。これについては今まで記《しる》してきた。

注意すべきなのは、熱の多くは実であるけれども虚熱の場合もあるので、それを混同しては絶対にいけないということ、そして、寒の多くは虚であるけれども実寒もまた時々あるということである。

このように、寒熱が表にあり裏にあるものは、正確に弁じ分けていかなければならない。

二、汗を問う

発汗の有無を問う場合も表裏を弁別しなければならない。

表邪が盛な場合は発汗しないことが多い。

しかしそれに反して発汗が有る場合は、邪気が汗に随《したが》って去り表邪がすでに無くなっているのである。これは当然の理である。邪が尽きたために発汗し、身体が涼しくなって熱も下がるものは、邪気が去ったのである。

邪気が経にあるのに発汗が皮毛からしか起こらない場合は、真の発汗ではない。発汗後、邪気が少し減っても完全には無くならず、まだ余邪が残っているのである。

こういうものを、発汗したからといって表邪が全て無くなった、などと言ってはいけない。

脈と症状によって正確にこれを弁別しなければならない。

一、温《うん》暑等の証のものには、邪気が原因で発汗するものがある。

発汗しても邪気が去っていないのであるから、全て表証である。表邪がとれなければ、外には経脈に害が及び頭や身体が疼痛し、内においては臓にその害が及び、胸膈《きょうかく》に躁煩《そうはん》を生ずる。

表にあるのか裏にあるのかということは、その症状によって判断する場合と、緊・数などの脈によって判断する場合とがある。

どちらにせよその真仮・虚実のどれが問題でどれが問題ではないのかをよく弁別して治療していかなければならない。

一、表証が全く無い場合。

陽虚によって発汗するものは、その陽気を充実させればよい。

陰虚によって発汗するものは、その精を補益すればよい。

火盛によって発汗するものは、これを涼《りょう》すれば自然に癒える。

水分を取り過ぎたために発汗するものはこれを清《せい》すれば治まる。

このように汗証の陰陽表裏はよく弁別しなければならない。

汗証についての詳細は傷寒門に載せている。

三、頭身《とうしん》を問う

頭部の状態を聞いて上下を弁別し、身体の状態を聞いて表裏を弁別する。

頭痛は邪気が陽分にあることを示し、身痛は邪気が諸経にあることを示している。

前後左右どこに痛みがあるかによって陰陽を弁別し、熱の有無によって内外を弁別するのである。

単に表邪のみによるものは、これを散ずれば癒える。

一、火邪の内盛によって頭痛するものは、内傷病による症状が喉口《こうこう》や耳目《じもく》に現われるが、表証におけるような身熱悪寒といった徴候は出てこない。

これが裏の病気が原因で上焦に熱が盛《さかん》になっている状態である。

『何経に在るかを察し、宜しく清し宜《よろ》しく降し、高きものはこれを抑える』とあるのはこの意味である。

こういった場合にもし軽揚《けいよう》の散剤を用いると、内傷の火邪がさらに上升し、その痛みはますます激しくなる。

一、陰虚頭痛は時間に関係無く発生する。

その原因は酒食の過度・労苦の過度・情欲による幻惑であり、一旦発生すると激しい症状を呈する。

これは裏証である。

この場合は精や気を補って治療する。

一、裏証に属する頭痛の多くは火邪による。これが普通である。

しかしまた陰寒が上を占有したり、陽気が虚したために清陽の気を上達できなくなって激しく痛むものもある。

そういった症状のものは、悪寒し・嘔悪し・六脈は沈微でまたは弦細を兼ね、治療効果が上がり難い。

私はこのようなものに対して、桂枝・附子・人参・熟地黄の類で治療している。

これらは陽虚による頭痛である

一、頭風とは、俗称である。必ずその原因がある。その原因を探し弁証してこれを治療しなければならない。

一、眩暈《げんうん》や頭重《ずじゅう》は、虚実を中心としてその原因を弁証していくとよい。

何かの病気の最中に眩暈するものは、清陽が昇り難くなって上が虚したためになる。

朱丹渓が、『痰無ければ暈なし、』と言っている通りである。完璧な論ではないが。

その形と気とを合わせて観察し、また慢性病と急性病とを分けてよく弁別すべきである。

《内経》に、『上虚すれば眩し、上盛ならば熱痛する。その意味をよく理解するべきである。頭重の場合はとりわけ上虚に属する。』とあり、また、『上焦の気が不足すれば脳満ちず、頭を傾けると苦しい』とあるのはこの意味である。

一、身痛の激しいものは、その表裏寒熱を弁別しなければならない。

もし寒邪を受けたために痛みが出るものは、その痛む部位が上下どこにあるのか定まりにくい。これは表邪によるものであるから、散剤を用いることによって癒える。

もし痛む部位が定まっていて表証が無い場合は、痛痺《つうひ》に属する。この場合、邪気は経にあるのだが裏証として把えて寒熱の弁別をしていくのである。

もし火邪が盛なために肌膚が灼熱し・紅腫して消えず・内に煩渇を生ずる場合は、必ず熱証が存在している。これを治療するには清法や寒法がよい。

もし熱の徴候が無いのに疼痛が止まらないものは、陰寒に属することが多い。

これは寒邪によって血気が凝滞されてなっているのである。

経《きょう》に、『痛は寒気の多きなり、寒有るがゆえに痛む』とある。その経《けい》を温め血気を流通させれば、その寒邪は自然に去っていくものである。

一、労損の状態が深い患者に急に激しい身痛が出てきた場合、それは陰虚の極である。筋骨を滋養することができないために発症しているのである。営気まで虚憊《きょはい》してしまっているため治療する術がない。

四、便を問う

二便は全身の門戸である。

内傷外感の別なくよくこれを観察し、その寒熱虚実を弁別しなければならない。

前陰は尿道から膀胱に通ずる。尿の出方の良し悪し・熱の有無によってその気化の強弱を弁別する。

たとえば傷寒病に罹っても尿の出がよいものは、太陽経の気がまだ困窮していないことを示す吉兆である。

後陰は大腸の門に開く。大便の通じの良し悪しや大便が結するかどうかによって陽明腑気の虚実を弁別する。

大便が熱結して腹中が堅く満ちる場合は、有余に属する。通じをつけるべきである。

もし最近通じがあり乾結がそうひどくない場合や、十日余り通じがないのに全く腹が脹ってこないものは、陽明の実邪ではない。

張仲景は、『大便が先ず硬く後に溏《とう》すものは攻めてはいけない。』と言っている。後に軟便となるものは、最初硬くとも実熱ではないのである。

まして毎日最初から軟便が出るものは、推して知るべきである。

もし堅燥《けんそう》や痞満《ひまん》等の症状が確実にはないのであれば、これは実邪によるものではない。攻めていけないのは当然である。

一、尿の色が黄色いということだけを見て火邪があると言う人がいるが、そのような人は労倦《ろうけん》によって尿が黄色くなるを知らないのである。

思慮が過度になると尿も黄色くなり、節度なく下痢する場合も尿は黄色くなり、酒色によって陰液が傷られても尿はまた黄色くなる。

もし排尿困難や排尿痛がありその上に熱証を兼ねているのでなければ、尿が黄色いことを根拠として火邪があるとしてはならない。

私は尿が出難くなって斃《たお》れる人を間近に数多く見てきた。

経に、『中気が不足すれば小便の状態が変化する』とある。この意味をよく理解しておかないといけない。

もし尿が透明でよく出るものは、裏邪がまだ激しくなく、病気もまだ気分に入っていないことが解る。

津液は気によって化すのであるから、気が病めば尿も出難くなる。

尿が徐々に出易くなってくれば、気が津液を順調に化していると判断することができるので、吉兆として把えるのである。

一、大便は水穀の海に通じ、腸胃の門戸である。

小便は血気の海に通じ、衝任水道の門戸である。

二便は腎に主られ、腎はもともと元気の要《かなめ》である。

実邪が明確に現われていれば、通法や下法を考えなければならない。

明らかな徴候がなければ慎重に構え、誤って攻めるようなことがあってはならない。実邪の確証がないのに妄《みだ》りに瀉剤を用いると、元気を取り去ってしまうことになる。

すなわち、邪が表にあるものは反って内の虚に乗じて深く入り込む。内が困窮することによって病気になっているものは、元気が泄らされることによってますます虚していくことになるのである。

ゆえに、不足によって病むものにはことに慎重に構え、強引に通じをつけるようなことをしてはいけない。

また最も喜ぶべきことは、尿が気によって自然に化して出ることである。

大便がやや硬くともまず良い。

営衛が既に調い自然に通達しようとしているのであれば、大腸の秘結が十日以上続いたとしてもどこに心配することがあろうか？

また反対に、下痢が続いて止まらないとすれば、虚弱者には非常に問題である。なにはともあれ先ず下痢を止めなければならない。

五、飲食を問う

飲食を問うのは、

一には胃口の清濁を察するためであり、

二には臓腑の陰陽を察するためである。

外感病に罹《かか》っていても食事が取れるものは、その邪気がまだ臓に及んでいないと考えられる。このようなことを判断するために、食事が取れるか取れないかを聞くのである。

内傷病に罹っていて飲食が普段とは異なるものは、その味覚の好悪《こうお》や冷めたいものを好むか熱いものを好むかを聞いていかなければならない。

平素から温熱の食品を欲する人は、陰臓であるからこれを暖めるとよい。

平素から寒冷の食品を好む人は、陽臓であるからこれを清するとよい。

また口腹の慎みを失なったために臓腑が傷られた場合は、その時々の状態に応じて弁別していくとよい。

このように飲食の状況は詳細に弁別しなければならない。
これによって薬餌《やくじ》の良し悪しを推測していくのである。

一、どのような病気でも食事をとることによって症状が落ち着くものは、必ず虚証である。
食事をとることによって更に病状がきつくなるものには、虚証も実証もある。
よく弁別してこれを治療しなければならない。

六、胸を問う

胸すなわち膻中《だんちゅう》は、上は心肺に連なり、下は臓腑に通ずる。

胸腹の病はその種類が非常に多いため、全てを語り尽すのは難かしいが、臨床においてそれを敢えて問診する理由は、そこに邪気が有るか無いかということを判別し、補法を用いるか瀉法を用いるかを決定するためである。

たとえば胸腹が脹満しているものに補法を用いてはいけないが、胸腹が脹満していないものに瀉法を用いてもいけない。

これがまず基本である。

さらに、痞と満との相違やその軽重をさらに分けて考えていかなければならない。

重いものは脹り塞がって中満する。これは実邪であるから攻めなければならない。

軽いものは食欲がなく空腹感や満腹感を感じない、また脹満感が有るようでも実は脹満感が無く、中空で物が何も入っていない感じがする。

これが痞気であって、真の脹満ではない。これは邪気が胸中に陥ったためになったもの・脾気が虚し運化し難くなったためなどによっておこっている。

患者はこの区別が判らないため、ただ胃気が開かなかったり食欲不振があることを根拠に脹満感がきついと問診では言うけれども、実は本当の脹満ではないことがある。

ここに虚実を問う意味がある。

もしこの虚実が正確に弁別できていなければ、補瀉を間違えて治療することになり、人身を害することが非常に多くなるからである。

一、最近の人の病気は虚証のものが非常に多いため、補法を用いることが多い。

しかし補法を用いることによってさらに次の病気を造ることもあるので気をつけなくてはなら

ない。

その補うべきか否かの時期を弁別するためには、胸腹が寛《くつろ》いでいるかどうかということが重要なポイントになってくる。

胸腹が寛いでいることを確認した後徐々に補剤を与えていくのである。

それでもまだ病気を治しきるほど薬力が強くない場合は、さらに意を決して強力な補剤を用いるようにする。

融通無碍《ゆうづうむげ》に用いること、これが補法を用いる大法である。

一、危急の病気でやや小康状態になった場合にも、先ずその胸が寛いでいるかどうかということを聞いた後にきちんと処置していくべきである。

もし元気が非常に虚したために胸腹が脹ってきている場合は、純然たる虚であるにも関わらず補剤を受けつけない場合がある。

そのような患者に強いて補剤を与えると、ただ無益なだけでなく、治せないことによって人の誇《そし》りを招くことにもなる。

胸腹の状態を問診していくことは、この意味でも重要なことなのである。

七、聾《ろう》を問う

耳は少陽の経と言われているが、実は腎臓の官であり、また宗脈《そうみゃく》の聚《あつ》まる所である。

聴力の状態を問うのはただその虚実を弁別するだけでなく、その死生を知るためである。

長く耳聾を患っている人の原因を、一経が閉ざされたためであるとするだけでは、充分ではない。その耳聾がどのような病気によってなったものなのかということをも弁別しなければならない。

〈熱論篇〉に、『傷寒三日、少陽これを受く、ゆえに耳聾をなす。』とあるが、これは寒邪が経に滞り経絡の気を閉ざしたためになるものである。

しかし、気虚が根底にないものには耳聾はないというのが、私の経験である。

《素問》にも、『精脱するものは耳聾す。』とあり、

張仲景も、『耳聾して聞くこと無きものは、陽気虚するなり。』と言っている。

これから考えると、耳聾は、気虚に属するものが十のうち九、気閉に属するものが十のうち一であろうと思われる。

一、耳聾には軽重がある。軽いものは病も軽く、重いものは病も重い。

もし治療に従って徐々に耳聾も軽くなるものは、病も徐々に緩解してきていると考えられ、耳聾が悪化すれば病もまた悪化していると考えられる。

もし耳聾が非常に悪化して全く聞くことができなくなったものは、精が脱した徴候である。

この状態の者を数人私も治療したが、全く治せなかった。

八、渇を問う

口渇の有無を問うのは裏証の寒熱を弁別するためである。

さらに虚実の弁別もこれによって見ることができる。

内熱がきつければ、口渇が非常にきつく冷飲を喜び、常時氷水を欲する。
また腹は堅く・便は結し・脈は実で・全体の気が盛になる。
これは陽証である。

一、口渇して熱いものを喜び冷たいものを喜ばない場合は、火証ではなく中寒である。
では火証ではないにも関わらず、なぜ口渇が起こるのだろうか。それは、内に水分が虚している
るためである。

一、病人に口渇があるかどうかを聞くと、「渇する」と言い、湯水が欲しいかと聞くと、「いらない」
と言う。

それは内に邪火が無いために湯水を欲しがらないのであり、真陰が内に虚しているために口中に津液が無くなり渇しているのである。

これは口は乾いているけれども口渇ではない。

乾きがあるからといって口渇としてこれを治療してはいけない。

一、たとえ陽邪が盛でも、真陰が非常に虚していることが真因としてあって火がますます盛になり冷飲を喜ぶ場合は、実熱として治療してはならない。

内に水が足りないために、外から水を補給して助けようとしているからである。水が涸《か》れ精も虚して真陰が枯《か》れているのである。

脈と症状とをともによく観察し、やや癒えてくるようであれば、その死生はすぐに判断できる。

私は前々からこのような状態の非常に重症な傷寒病の患者を、峻補《しゅんぽ》の剤を冷水に浸して服用させたり、また氷水と人参や熟地黄等の薬剤とをすこし時間をおいて交互に服用させて、回復させた経験を多数持っている。

普通の人がこれを見ると、非常に不思議がるが、ただこの理論を知らないだけのことである。なぜこの程度のことで不思議がる必要があるのだろうか。

このような状態での口乾・口渇・便の燥結のきついものには、人参・附子と冷えた水とを一緒に服用させるとよい。もし実結が無い場合は水を与えるのは控えるほうがよいだろう。

九、脉色によって陰陽を弁ず

脉色は血気の影である。

形が正常であれば影もまた正常であり、形が異常であれば影もまた異常になる。

病気が内部に生ずれば脈色として必ず外に現われる。ゆえに病気を診察しようとするならば先ず脈色を明確に理解しなければならない。

しかし脈色を理解する方法は、数言で尽くせるようなものではない。

その要点を先ずあげるとすると陰陽虚実の四者を理解するということになるだろう。この四者の判断に間違いがなければまずおおむね良しといえるだろう。

脈法の弁別をする際、洪滑の脈状のものは実で陽を示し、微弱の脈状のものは虚で陰を示す。これは言うまでもないことである。

しかし、張仲景は、『もし脈浮大なるものは気実血虚なり。』と言い、

陶節庵は、『脈の浮沈大小を論ずることなく、ただ指下《しか》に力無く、重く按じて全て無きものは、すなわちこれ陰証なり。』と言っている。

《内経》にも、『脉のもって大なること四倍以上となるものは関格となし、皆な真虚に属す』とある。

このように、脉状が滑大であっても陽証とは限らないということは、注意する必要がある。

形色の弁別でも、紅黄色は熱を示し青黒色は陰寒を示すということが基本ではあるけれども、張仲景はまた、『面赤く戴陽するものは陰が不足しているからである』と、顔が紅赤色であっても実証のみを示すわけではないことを語っている。

総じて脉は、有力か無力かによって陰陽を弁別し、神の有無によって虚実を弁別するのである。

和緩《わかん》の脉状の現われるものは元気の盛り返して来たものであり、強峻《きょうしゅん》の脉状の現われるものは邪気が非常に盛なものである。危険な病状のものを診察するときは、この脉状によって元気の盛衰・正邪の進退を弁別していくのである。

言うなれば、死生の関鍵《かんけん》は全てここにあると言える。

この理は極めて繊細であり説明は難しいが、とりあえずこの道の要《かなめ》と言えるものは、病を診断しようとする場合には先ずその病因を把え、さらにその脈色・声音を弁別し、これらを相互に参考にしながら、全体の陰陽虚実を判断するための確かな根拠としてそれぞれの診察法を位置付けていくことである。

このような作業を行わなければ、それぞれの症候をどのように判断していいのか判らず、陰陽虚実の判定の確実な根拠とすることができなくなるからである。

患者の病気を悪化させないためには、こういった方法が非常に重要となってくるのである。

この章にはまだ言い尽くしていないことがたくさんある。詳しくは後の脈神章に記す。

十、気味によりて神見《しんけん》を章かにす

方剤を制し薬を用いることは、医家が先ず最初になさねばならない最も重要な事項である。

胸中の神見はこの後に発揮されるのである。

気味の用い方を知らなければ薬性について精しいとは言えず、効果を得ることもできない。どうしてこのような状態で神見を発揮することができようか？

薬の気味の中には最も玄妙な真理がある。浅薄な知識で軽々しく意見を言うことはできない。

私は少年の時、薬を用いる時はいつも、そのひとつひとつを十分に味わい、気味のなんたるかを知った。こういうことをしていく中で得たものは私には非常に大きかった。

一、気味には陰陽がある。
陰は降、陽は昇。陰は静、陽は動。陰は柔、陽は剛。陰は怯、陽は勇。
陰は精を主り、陽は気を主る。
その善悪《ぜんあく》喜悪《きあく》の全てにおいて妙用がある。よく理解しなければならない。

一、気味には升降がある。
升は浮いて散じ、降は沈んで利す。
升らすべきものは下してはいけない、降すべきものは升らしてはいけない。

一、気味には動静がある。
静は守り動は走る。
走るものは巡らすのによい。
守るものは安んずるのによい。

一、気味には剛柔がある。
柔は純粋で緩め、剛は躁であり引き締める。
純粋なものは和するのによい。
躁のものは脅かすのによい。

剛が足りない場合はその暴を取り去ってはいけない。
柔が足りない場合はその剛を済けてはいけない。

一、気味には勇怯《ゆうきょ》がある。
勇のものは病所に直接達して特殊な効果を出す。
怯のものはその全体を用い、その平安を与える作用を利用する。

一、気味の、気を主《つかさど》るものは精の母をなすものであり、精を主るものは気の根をなすものである。
気味が陰中の陽であるものは、よく血中の気を動じ、気味が陽中の陰であるものは、よく気中の精に影響を与える。

一、気味には善と悪がある。

善のものは本来の性質が馴れやすく良質のためそのまま用いることができる。

悪のものは気味に荒々しさが残っているので、あえて使用する必要のない場合は用いない方がよい。

一、気味には喜し悪しがある。

素性の喜し悪しがあり、その状態に応じた一時的な喜し悪しがある。

喜いものは他の薬剤との相性がよく非常に効果を得易い。
悪いものは他の薬剤に相性の悪いものがあり、強いて使用しない方がよい。

十問篇総括

見方が定まれば
治療することは難かしくはないが、
さらに明哲であれば
怨《うらみ》をかうことが少なかろう。
明哲の二字の意味は、機を見つつ自らの姿勢を保ち続けるということである。

医療を行なう上で困難な部分はまだあまり明らかとなってはいない。これが明らかとなれば病気を治療するうえでその困難は半減する。

この、医療を行なう上で最も困難な部分とは、まさに人の情の部分である。

人間の不思議さは真に言い表わし難いものがある。こちらに独自の見方があれば、相手にも独自の知識がある。彼が全てを知り尽しているのであれば、自分で全てやっていけばいいのであって、私の力を借りる必要はない。

ところが、危険で劇《はげ》しい症状の患者を診ているときに、私が指示している傍《かたわ》らから「某《なにがし》を使ったらどうか、某を使ったらいけないのではないか、」といったことを、自分の浅見《せんけん》に従って言うものがある。

少しきつい治療をしようとすると「やりすぎではないか」と言い、少し弱い治療をしようとすると「足りないのではないか」と言う。全く意見が合わない。

このような場合は、必ず後に不満を言われるものである。

これが機を見ることの一番目である。

様々な傾向の方剤を用いて自分できちんとまとめられず、朝に王氏の言うことを聞いているかと思うと夕方には李氏の意見を聞き入れて、見解が定まらない。

すでに投薬していてもその薬によって起きた患者の身体の反応を分析できない。

人の言葉に惑わされ、今与えている薬を止めてその薬を用い、さらにはその薬の長所を顕示するために前に与えていた薬の短所をぺらぺら話しだす。

ところが後から与えた薬の効果が思うように出なければ、今度はその責任をまた転嫁《てんか》し始めるのである。

これが機を見ることの二番目である。

病膏肓《ヤマイコウコウ》に入るという状態のものは、当然治療し難いものである。

そのため、その患者の苦しみを憐れんで無理に処置を施そうとする者がある。

この際、今までよりも更に特殊なことができなければ、どうしてその苦しみから患者を急に救い出すことができるだろうか。

また、特殊なことができたとしても効果が得られなければ、いたずらに人目を驚かすだけのことであって、後々変な噂が立つこととなるだろう。

これが機を見ることの三番目である。

投薬の是非を判定されたり、治療効果を競いあったり、幸や不幸の利害が絡んでくるような場合は、そこに近付いて余計な困難が我が身に及ばないよう気をつけるべきである。

これが機を見ることの四番目である。

医学を軽んじ宗教を重んじ、医学の名によって人々に治療を施すというようなことはあってはならないことである。

ある辺鄙《へんぴ》な村では病人に対するあたりが丁寧な者がいるということから、反って私を重んじようとしない。

ああ！　なんと悲しいことではないか。どちらが医学知識が豊富だというのであろうか。

これが機を見ることの五番目である。

繁雑《はんざつ》な議論を好む者がある。

浅薄《せんぱく》な知識に頼って即効を求める者がある。

情志が不調和な者がある。

任せきることの不得手な者がある。

このような人々は皆な医家の最も忌《い》むところである。

これが機を見ることの六番目である。

この六者は、ただ黙って判断すべきことである。ことに高位高官のものを治療する場合は最も留意すべきことである。

しかし、効果のあがる治療法を探し求めているのに反《かえ》って変な治療を受けて病状を悪化させてしまうという人間の性質を、どう考えればよいのだろうか。

しかし、吾れと吾が心を尽して語っても治療を受け易い状況を作り出せないのは、結局私自身の責任である。

治療を進めるか止めるかは、こういった全体的な状況を見ながら決定するのである。

これが、明哲なる者が自らを治め治療していく際に特に重視しなければならないところである。

論治篇

病気を診察し治療を施す際は精一《せいいつ》を貴しとする。世の中の病気には変わったものが多いとはいってもその根本は一つである。世の中の処方には活法《かっぽう》が多いとはいっても一つの証に対しては一つの処方しかない。ゆえに病気を治療するということは、確かに寒証であるという確証が得られたならばその寒を散ずるということであり、確かに熱証であるという確証が得られたならばその熱を清するということである。根本を取り除くことに集中すれば、様々な症状もそれにつれて全て取れていく。これを《内経》では、『病気を治療するには必ずその根本を求めよ』とあるのである。病気を治療しようとするものは、先ずその病気の原因を探り、その後に薬を用いるべきである。

もし診断に明確でない部分があれば、もう一度最初から考え直してその根本を把え、一味か二味の薬を用いてこれを取り除くのである。

もしその病の根が深く固ければ、五六味から七八味の薬を用いて治療していくのである。

七八味に至る多種の薬を用いるといっても、治療の中心となる一味か二味の補助をしているに過ぎない。主薬の薬味を導いたり抑えたりしながらも、そこにある意味はただ一つである。高度な手法と言っていいだろう。

最近の医者は、一つの症状の患者を診察するにも、海を観て望洋《ぼうよう》とするように、ボーとして一定の見解を持つことができない。その結果当然処方は乱雑となり、広い荒野を覆いつくすような茫漠《ぼうばく》としたものになる。その心には、虚証と判断してこれを補いながら補法による害を恐れて更に瀉剤を加え、実証と判断してこれを瀉しながら瀉法による害を恐れて更に補剤を加える、といったものがある。しかしこれは、最も悲しむべき方法ではないだろうか。

常時、寒でもなく熱でもない補瀉両用の方剤を堂々と投じ、極めて穏当な処方であると彼等は論じているのであるが、このような方法でどうして患者の気の偏りを補いその症状を取り去ることができるのだろうか。また彼等は、風を治し火を治し痰を治し食を治すあらゆる薬を全て同時に用い、あらゆる状況に対処できる処方であると論じているが、このような処方でどうして標本を明確に弁別した治療ができるだろうか。こういった処方を出す医者は、いわば薬によって薬による害を治し、いつまでもオロオロするばかりで定見《ていけん》を持つことができないのである。このような姿勢でどうして病気を治療することができよう。

たまたま病が癒えたとしても、その処方の補う力や瀉す力がどれ位か判らない。また、病気が治らない場合にも、それがその処方の補による害によるものか瀉による害によるものか、また全く別の原因によるものなのかも判らない。こうなるといわば白頭圭匕《はくとうけいひ》〔白髪となってもほんの僅かしか医学に対する理解が進んでいないという意味〕であって、治療に対して明確な見解を持ち得ず凡庸《ぼんよう》なまま年老いていくことになるのである。その咎《とが》は、無定見《むていけん》のまま方剤を用い、治療を精確《せいかく》に行なわなかったことにある。

患者の病気が浅ければ大きな害はないだろうが、もし安否がその医者の手中にあるならば非常に重大な結果を招くこととなる。

もし精確な処方を用いていたとしても、その処方を出す決断力と勇気とがなければ病気を治しきるまでには薬力が足らず、一杯の水で山と積まれた薪《まき》を消すようなものとなり、患者を救うことはできない。ましてや補瀉寒熱の両端を混ぜた処方を妄《みだ》りに投薬するようなことでは、そこから派生する害はいかんともし難い。民衆の生命を危うくすることに耽《ふけ》ると言われるのは、こういった輩《やから》のことである。医者たらんと自ら任ずる者は、深く考えなければならない。

ゆえに治療を施す上での要点は、精一にし粗雑にしないということにつきるのである。このような治療が最も貴いのである。

まず補法を行ない後に瀉すよりも、ただ純粋に少し補って徐々に補を強めていく方がよい。

また、まず瀉法を行ない後に補うよりも、ただ純粋に少し瀉し徐々にそれを強めていく方がよい。

このように、補法を用いる場合は先軽後重《せんけいこうじゅう》を基本にし、瀉法を用いる場合は先緩後峻《せんかんこうしゅん》を基本にして病邪を駆逐《くちく》しきるまで治療していくのである。

もし処方を用いる場合に精確でなければ、補っているつもりでも虚を治すことができず、瀉しているつもりでも実を去ることができないという状況に陥る。

精確に処方を用いることによって初めて、人を傷つけないですむのである。

このことを私が語ると、次のようなことを安易に言う者がある、

「古人が薬を用いる場合、多いときはいつも十味から二十味も使うではないですか。どうしてそれを精一であるなどと言えるのでしょうか。古人の薬の用い方とあなたの方法とは違うのではないですか?」と。こういうことを言う者は相制相使《そうせいそうし》の妙音《みょうおん》〔相生相使という素晴らしい法則〕を知らないのである。一つのことに把われて自在な応用ができないようでは、李東垣の方法を理解することはできない。

これに対して私は次のように答えることにしている。

相制とはその毒を制することである。たとえば特別な才能のある者を用いようとするとき、その才能が過ぎることによって生ずる害を考え、行きすぎがないように予防線を張ってその中庸を得ようとする。しかしそれでも及ばない場合は、初めから普通の方法によってその才能を引き出そうとするのではなく、自然に自分で自分をコントロールできるようにもっていく。これが相制である。

相佐《そうさ》相使《そうし》とは、独力では薬効が発揮しきれないのではないかと考えて、他の生薬も用いて薬効が確かに上がるよう補助することである。これはもとの薬の強さを牽制《けんせい》しようとしてその性質と矛盾する薬を配合することではない。〔相制相使とは、主薬の毒性を抑制する方向の薬物をともに用いること。相佐相使とは、主薬の薬力を強める方向の薬物をともに用いること。〕

張仲景の処方を見ると、非常に精確簡明であって雑漠としたところがない。またその効果の及ぶ範囲は多いが、処方構成はわずか数味によっている。聖賢の心を自然に理解できようというものである。もしやむを得ず瀉法の中で補方を用い、補法の中で瀉法を用いるとしても、その姿勢が変化することはない。

たとえば《傷寒論》の小柴胡湯に人参と柴胡を並用し、陶氏の黄龍湯〔十五世紀中期：陶華撰《傷寒六書》に記載されている〕に大黄と人参を並用しているが、これは精確に薬を用いるところから来る妙法であって、最近の医者が色々な薬物を混用して用いるのとは大きな違いがある。よくこの理を悟り、真実を目指す中で自由自在に工夫していくべきである。

李東垣の処方にはまた、十余味から二十余味に及ぶものもあるが、このように多種の薬を用いる中には彼の確かな理論的裏付けがあるのである。これを学ぶものがこの処方構成を確実に理解しようとするには、その処方に含まれている薬味を全て理解し、その生薬の性格を全て把握していなければならない。どの生薬は多く、どの生薬は少なく、どの生薬が専ら中心となり、どの生薬が佐使となるか、と。そして、それらの生薬の気を合わせて用いることによって自然に生ずる独特の処方が出来上がるのである。このように基本的な観点から理解できれば、初めて李東垣の心を理解したと言える。

ところが、頭に病気があるからといって頭を治療し、脚に病気があるからといって脚を治療し、またひどいものは中心的ではない三つか四つの症状を大雑把に混同したまま把えているにすぎないのに、治療がうまくいくよう夢見ている。このような人物が、「私は李東垣を師としている」と語るのである。

李東垣の治療法が悪いとは思わないが、私はあえて張仲景を師と仰ぎ、李東垣を主として考えないのは、純粋で基本的な処方構成を理解するより前に小手先の処方構成の技術を手に入れることを恐れるからである。そのように、枝葉末節から学習することで失うものは一つの処方を理解し損なう以上のものである。聡明《そうめい》な者はこのことをよく知らなければならない。

一、《内経》の治法について、岐伯は言う、

『高ぶるものはこれを引き下げ、低いものはこれを升らせ、温かいものはこれを清し、清いものはこれを温め、散ずるものはこれを収め、抑するものはこれを散じ、燥くものはこれを潤し、ひきつるものはこれを緩め、堅いものはこれを軟かくし、脆《もろ》いものはこれを堅め、衰えるものはこれを補い、強いものはこれを瀉す。

その気の升降浮沈を助け、薬の気味の薄厚をよく考えて和し、それぞれの気を安んずれば必ず清静となり、病気は癒え気はその中心に帰る。これが治療法の大枠である。』と。

また岐伯は言う、

『寒はこれを熱し、熱はこれを寒し、

微なるものはこれに逆し、甚だしいものはこれに従い、

堅いものはこれを削り、客するものはこれを除き、労するものはこれを温め、結するものはこれを散じ、留まるものはこれを攻め、燥くものはこれを潤し、ひきつるものはこれを緩め、散ずるものはこれを収め、損ずるものはこれを益し、溢れるものはこれを循らし、驚くものはこれを平す。

これを吐しこれを下し、これを按摩しこれを沐浴させ、これに迫りこれを劫《おびや》かし、これを開きこれを発し、病情に適《かな》えば良しとする。』

『帝は言われた。

逆従とはどういう意味でしょうか。

岐伯は言った。

その病状に逆するものが正治であり、

その病状に従うものが反治である。

少によるか多によるかは、その状態をよく診て決めればよい。

帝は言われた。

反治とはどういう意味でしょうか。

岐伯は言った。

熱因寒用・寒因熱用・塞因塞用・通因通用の治療法のことであり、

その中心は伏していて表面的には判らないが、

その原因をまず治療することである。

その始めは同じでも、その終りには異っている。』と。

岐伯は言った。

内部から生じた病は、先ずその陰を治し、後にその陽を治す、この順序を逆にするとますます悪化する。

陽から発した病は、先ずその外を治し、後にその内を治す、この順序を逆にするとますます悪化する。

一、病気を治療する際に薬を用いるには、精専なものを勇敢に用いるのが最も良い。久病は、その終始を中心として考え、徐々に治療していくのがよい。急性の病のときに正確にその虚実を得、峻剤《しゅんざい》を用いてその本を急に攻めるなら、邪気を取り去ることはそう難しくはない。もし峻剤を用いることに逡遁《しゅんじゅん》すると邪気が逗留《とうりゅう》し深く固まって死生に関わることになる。その罪を誰に帰《き》すことができよう。
治療には、裏実が真実であれば涼膈散・承気湯などを用い、裏虚が真実であれば理中湯・十全大補湯を用い、表虚であれば黄耆・白朮・建中湯、表実であれば麻黄・柴胡・桂枝の類を用いる。一味を用いて君薬とし、二三味を佐薬使薬として治療する。大剤を用いるには多ければ多いほどよい。

多く用いるときの理論的根拠はどこに置けばよいのだろうか？　その生命力と薬力との相互の力関係から考えて害にはならないと思ったときに、覚悟を決めてこれを用いるのである。薬性が緩かなものは数両〔一両は37.3グラム〕を用い、薬性がきついものは数銭〔十分の一両〕を用いるとよい。三五七分の説というものは、名前を考えついてそれに数を合わせたようなものに過ぎず、児戯と言ってよい。解紛《かいふん》治劇《ちげき》の能力〔混乱している病状を整然と治める能力〕によって初めてこのように姿勢が決るのである。

一、病気を治療する法則として、邪気と正気の軽重をよく把握しなければならない。

実を治療するということは、穀物を栽培するようなものである。穀物の中に稗《ひえ》が生えた場合、稗は穀物を栽培する上で敵となる。そのため稗が一本有れば一本抜き、二本有れば二本抜いて穀物を栽培していくのである。もし稗が一本有るだけなのに二本抜いてしまうと一本の穀物を抜いてしまったことになる。稗が二本有るものを四本抜くと二本の穀物を抜いてしまったことになる。もし穀物がどのようなものか明確に知らないまま両方とも稗と思って抜いていけば、穀物も生えない。このように、瀉法を用いるときはその正気と邪気の状態をよく観察し、瀉しすぎないよう注意しなければならない。

虚証の治療をする場合のことを食事の配給にたとえてみよう。一人に一升・十人に一斗を与えることによって一日の食事が足りるとすると、もし百人に一斗・千人に一斛・三軍の衆に一石の食糧を運ぶだけで生きていくことができるであろうか。また逆に、一食も満足に食べられず、その前の食事とともに捨ててしまったり、さらには、中焦が剋《こく》されたために食欲が減退してしまっていることもある。補法を用いる場合にもその軽重には限度があるのであるから、単純に補うわけにはいかないのである。

一、虚実の治療法について。

実証の場合は寒邪によることが多く、虚証の場合は熱邪があることが多い。そのため補う場合は必ず温法を同時に用い、瀉す場合には涼法を同時に用いるのである。

涼気は秋気であり、陰であり殺滅《さつめつ》を主る。どのようなものでもこの気に遭遇すると生長することができなくなる。だから元気を補おうとする場合に涼気を用いることは当然よくない。涼法は有利な補い方ではないのである。

しかし、涼気と違って寒気には補益する力がある。火盛で気虚があるものは涼気を用いて補わなければならないが、火邪があるために少し用いるにすぎず、火邪が無くなればすぐに涼法は止めなければならない。涼法は最終的に虚を治療するための方法ではないのだ。

また苦寒薬は陰を補うと言う人がいるが、《内経》にも、『形の不足するものはこれを温めるに気をもってし、精の不足するものはこれを補うに味をもってす。』とあることから考えると、薬の気味がその人に合っていればこれを補剤と言うべきである。しかし、薬の味が苦く気も劣っておりその人にも合っていないものを、補剤と言うのは聞いたことがない。

《内経》に、『水位の主、瀉すに鹹をもってし、補うに苦をもってす』といった論があるが、これは特に五行によって判断したさいの気味を、理論に基づいて言っているだけのことである。

麦・羊肉・杏《あんず》・薤《らっきょう》は全て苦の類でありかつ補うものであるが、大黄・黄蘗《おうばく》の類はこれらと比べると気味が苦劣なのであるから、これに補う力があるというのは無理である。

またかつて王応震《おうしん》はこのようなことを言っていた、「一点の真陽を坎宮《かんきゅう》に寄せて根を固めるには甘温の味を用いねばならない。しかるに甘温は寒を益することはできるが補うことはできないと、庸医《ようい》はその功能を錯用《さくよう》している。笑うに堪《た》えない。」と。この一言に全てが言い表わされている。よく理解しなければならない。

一、補瀉の方法について。

補もまた病を治し、瀉もまた病を治すが、その要点はなんであろうか。

急性の病気で症状がやや激しく出ている場合は、これを攻め瀉すとよい。しかし瀉法を用いる場合は短期間にすべきである。全体の体力が衰えている慢性の病気でなければ、しばしば瀉法を行なっても害にはならない。ゆえに瀉法を行なう場合には効果を徐々に得ようなどと考えてはいけない。

慢性の病気で正気が虚弱になっているものは、理論的に見ても当然これを温補すべきである。常に補法を用いるべきである。根本の正気はまだ敗れてはいないので、補法を続けることによって正気を回復させることができる。ゆえに補法を用いる場合は速効性を求めるべきではない。

補瀉の方法にはさらにもうひとつ便方《べんほう》がある。

すなわち、臨床的には必ずしも虚証であるかどうかを論ずる必要はなく、ただ実証が無いということを根拠にして診断し、兼補することによって営衛精血の気を調えていくことができるということである。

また、必ずしもそこに火証があるかどうかを論ずる必要もなく、ただ熱証が無いということを根拠にして診断し、兼温することによって命門脾胃の気を培っていくことができるのである。

これが補瀉の要領である。

この方法をしっかり理解していなければ、難しい病気を治療して成功することは難しいであろう。

一、治法には逆と従とが有り、寒熱には仮《かり》と真《しん》とが有る。

これは、《内経》に書かれていることである。経《きょう》には、『逆は正治《せいち》なり従は反治《はんち》なり』とある。

寒薬で熱証の病気を治療し、熱薬で寒証の病気を治療することを正治という。正治とは病証と薬との寒熱が逆のもののことである。熱薬で熱証の治療をし、寒薬で寒証の治療をすることを反治という。反治とは病証と薬の寒熱が同じもののことである。

たとえば熱薬を用いて寒病を治療しても寒が去らないものは正気としての火が無いのである。このような場合は、命門を人参・熟地黄・肉桂・附子の類で治療するとよい。これは王太僕《たいぼく》の言うところの、『火の源を益《ま》しもって陰翳《いんえい》を消す』方法であり、正治であるといえよう。

またたとえば熱薬を用いて寒病を治療しても寒が去らず、反って寒涼薬を用いて治るものは仮《け》寒《かん》の病気であり、寒薬を用いて寒証を治療する従治の方法となる。

また寒薬を用いて熱病を治療しても熱が取れないものは、正気としての水が無いのである、腎を治療しなければならない。これには六味丸の類を用いる。これは王太僕の言うところの、『水の主を壮《そう》しもって陽光を制す』方法であり、正治であるといえよう。

またたとえば寒薬を用いて熱病を治療しても熱が取れず、反って人参・乾姜・肉桂・附子・八味丸の類で治るものは仮熱の病気であり、熱薬を用いて熱証を治療する従治の方法となる。

また甘温の剤を用いて大熱を除くものも従治の方法である。

ただ最近の人は虚証が多く実証が少いため、真寒仮熱の病は非常に多いけれども、真熱仮寒の病は非常に少ない。

一、病の実体を判断するために探りをいれる方法も、よく理解しておく必要がある。

臨床的には、虚実や寒熱を明確に判別できないことがよくあるが、病気の状況を明確に判別できず補瀉どちらを用いるべきか迷ったとき、その判断を決するためにこの方法を用いるとよい。

その患者が虚証のような気がして補法を用いたいのだがもう一つ踏み切れない場合には、軽い消導剤数味を用いて探りを入れてみるとよい。これによって下痢する場合はすぐに投薬を止め、真の虚証であると判断していくのである。

その患者が実証のような気がして瀉法を用いたいのだがもう一つ踏み切れない場合には、甘温純補の剤数味を用いて探りを入れてみるとよい。このようにして積滞《じゅくたい》を自覚するような場合は、実邪があると判断していくのである。仮寒の場合はこれを温めれば大抵の場合躁煩《そうはん》が現われる。仮熱の場合はこれを冷やせば必ず嘔吐や悪心が増加する。

このように探りを入れることによってその実情を把握することができたならば、治療の方向性も自然に定まっていくのである。経に、『有るはこれを求め、無きはこれを求む』とあり、また、『仮はこれに反す。』とあるのはこの意味である。

ただこのように探りを入れていく方法は、極めて繊細かつ微妙なものなので、いいかげんに用いてはいけない。慎重に用いれば真偽の判断に役立つが、いいかげんにこれを用いるなら真偽の判断をすることはできない。また、これは迷った場合の活法《かっぽう》なのであるから、やむをえない場合にのみこれを用いるべきである。

一、《医診》に、次のような治療法が述べられている。

『痰が現われれば治痰《ちたん》を休み、血が現われれば治血《ちけつ》を休み、無汗なら発汗させず、熱があれば熱を攻めることなく、喘が生じれば耗気《もうき》を休み、精遣《や》りて渋泄《じゅうせつ》せず。このように個人の特殊性を明確にすれば、医中の傑《けつ》と言えよう。医を業とする者、気を識《し》らざれば病を治するに何を根拠にするのか？　道中の人、未だ音とするところを知るに至らず。笑うに堪えない。』

この語は全て末期患者を治療する方法について言っている。これはその理論的根拠を《内経》に置いた見事な格言であるといえよう。

『医を業とするもの、気を識らざれば病を治するに何を根拠とするのか？』の一文は特に、非常に重要である。

天地の道においては、陽は気を主り先天をなし、陰は形を主り後天をなす。ゆえに上下の升降、寒熱の往来、明暗の変化、風水の流れなど全てのものは気によって運行されている。であるから当然人も気によって運行されているのである。

病気においても、有余の病は気の実により、不足の病は気の虚によっておこる。たとえば風寒の積滞《じゅくたい》や痰飲《たんいん》瘀血《おけつ》の類は、気が循《めぐ》らなければその邪も除かれることがない、これらは気の実による病気である。虚労遺漏《いろう》や亡陽失血の類は、気がしっかりと固まらなければ元気が復することがない、これらは気の虚による病気である。

気の運行に焦点をおいて病気を考えるということは、瀉火を言いながら実は降気を行ない、補陰を言いながら実は気を生じさせることを考えるということである。気が聚《あつ》まれば生まれ、気が散ずれば死ぬ、というのはこのことを言っているのである。ゆえに病気が生じるということは気を離れては考えることはできないし、医者が病気を治療するということも、また気を離れて考えることはできないのである。ただ貴ぶべきは、気の虚実および気の生ずるところを知ることにあるのである。

近視眼的で認識の浅いものは、臨床にあたって内傷外感を言わずに痰逆気滞を言う。ああ！この陰・陽・表・裏・寒・熱・虚・実は医家の八字訣《けつ》である。この八字がなかったらどうして八陣を組むことができようか。これを知らなかったらどうしてその根本を正し源を澄ますということができようか。これを知らない医者によって人々がその害を受け医療に対して恐怖の念を抱くようになることを、私は恐れるものである。

附　華氏の治法

華元化《げんか》〔華佗《かだ》〕が治療法について次のように論じている。

病気には、湯液が合っているもの、丸薬が合っているもの、散剤が合っているもの、下法が合っているもの、吐法が合っているもの、汗法が合っているもの、灸法が合っているもの、鍼法が合っているもの、補法が合っているもの、按摩が合っているもの、導引が合っているもの、蒸熨《じょうい》が合っているもの、煖洗《だんせん》が合っているもの、悦愉《えつゆ》が合っているもの、和緩《わかん》が合っているもの、水法が合っているもの、火法が合っているものなど種種の治療法がある。もしこれらの治療法について博《ひろ》く精《くわ》しく知らなければ治療効果を得ることは難しい。下手な医者は浅薄な知識で診断を下し、妄《みだ》りに治療を施して、軽症のものは重くし重症のものは殺してしまう。世間の医療は全てこれである。

湯液は臓腑を滌蕩《じょうとう》し、経絡を開通し、陰陽の状態を調え、邪悪を去り分け、枯朽を潤沢にし、皮膚を養う。気力を養い、困竭《こんかつ》から助けだすには湯液を離れることはできない。

丸薬は風冷を追い払い、堅い癥《ちょう》を破壊し、積聚を消し、飲食を進め、営衛を舒め、関竅《かんきょう》を定める。徐々に参合しようとする場合には、丸薬以上の方法はない。

散剤は風邪《ふうじゃ》や暑湿の気を駆散《くさん》し、陰寒や湿濁の毒を疏散《そさん》し、四肢の壅滞《ようたい》を発散し、五臓の結伏《けっぷく》を除去し、腸を開き胃を和す。脉を循らし経を通ずるには散剤以上の方法はない。

下法はすなわち閉塞《へいそく》を開通し、補法はすなわち虚を益し助け、灸法はすなわち陰を立て陽気を通じ、鍼法はすなわち栄気を行《めぐ》らし衛気を引き、導引は関節を犯した邪を追い払う、按摩は肌肉に浮淫《ふいん》するものを追い払い、蒸熨《じょうい》は冷を開き、煖洗《だんせん》は陽気を生じ、悦愉《えつゆ》は神を爽《さわ》やかにし、和緩は気を安める。

もし実証であるのに下さなければ、心腹を脹満《ちょうまん》させ、煩乱《はんらん》・鼓腫《こしゅ》させる。

もし虚証であるのに補わなければ、気血を消散させ、肌肉を耗消《もうしょう》して滅ぼし、精神状態を悪化させて、意志も意識も全てがおかしくなってしまう。

もし発汗させなければならないときに発汗させなければ、毛孔を閉塞《へいそく》させて、悶絶《もんぜつ》させることとなる。

もし吐法が合っているのに吐法を用いなければ、結胸し、上気し喘急し、水も食物も入らなくなって死ぬこととなる。

もし灸しなければならないのに灸しなければ、冷気をさらに凝らさせ、陰毒が内に聚《あつ》まり、厥《れっ》気《き》が上衝《じょうしょう》し、分墜《ぶんつい》して散らず、〔陽気が〕消滅することになる。

もし鍼すべきときに鍼をしなければ、営衛が行《めぐ》らなくなり、経絡が通利《つうり》せず、邪が徐々に真気に勝っていき、冒昧《ぼうまい》して昏睡《こんすい》状態に陥《おちい》ることとなる。

もし導引すべきときに導引をしなければ、邪が関節を侵し、固結して通じ難くなる。

もし按摩すべきときに按摩をしなければ、淫邪《いんじゃ》を肌肉《きにく》に帰せしめ、留まって消え難くなる。

もし蒸熨《じょうい》すべきときに蒸熨をしなければ、冷気を潜伏させ、徐々に痺厥《ひけつ》を形成することとなる。

もし煖洗《だんせん》すべきときに煖洗しなければ、陽気が行り難くなり、陰邪が篭《こも》ってしまう。

もし下すべきではないときに下せば、腸を開き胃を蕩《とう》し、洞泄《とうせつ》が止まらなくなる。

もし発汗さすべきではないときに発汗させれば、肌肉が消絶《しょうぜつ》し、津液は枯耗《こもう》する。

もし吐かすべきではないときに吐かせれば、心神を煩乱《はんらん》させ、臓腑が奔衝《ほんしょう》する。

もし灸すべきではないときに灸をすれば、経絡をさらに傷り、内に火毒を蓄め、反って中焦の和を害し、救うことができなくなる。

もし鍼すべきではないときに鍼をすれば、血気を散失させ、機関を細縮させる。

もし導引すべきではないときに導引をすれば、真気を労敗させ、邪気を妄行《もうこう》させる。

もし按摩すべきではないときに按摩すれば、肌肉を瞋脹《しちょう》させ筋骨を舒張《じょちょう》させる。

もし蒸熨すべきではないときに蒸熨すれば、陽気だけが循り、陰気は内に聚まっていく。

もし煖洗すべきではないときに煖洗すれば、湿が皮膚を侵し、熱邪が肌体《きたい》に生ずることとなる。

もし悦愉すべきではないときに悦愉すれば、気を停め意を折り、健忘症となり志が傷れる。

治療していく上で大切なことは、それぞれの治療法の最も得意とする部分を行なうということである。

次に、脈状と病候について少し述べてみよう。

脉が緊数でないならば発汗させてはいけない。

脉が実数でなければ下してはいけない。

心胸が閉じず尺脉が微弱であれば吐法を行なってはいけない。

関節が引きつらず、営衛が壅《ふさ》がっていないのであれば鍼をしてはいけない。

陰気が盛《さかん》ではなく、陽気が衰えていないのであれば、灸をしてはいけない。

内を邪が侵していないのであれば、導引をしてはいけない。

体表に淫気がないのであれば、按摩をしてはいけない。

皮膚に痺《ひ》がないのであれば、蒸熨してはいけない。

肌肉が冷えていないのであれば、煖洗してはいけない。
神が凝迷《ぎょうめい》していないのであれば、愉悦してはいけない。
気が奔急していないのであれば、和緩してはいけない。
これに順《したが》うものは生き、これに逆するものは死ぬ。

気味篇

薬物の種類は多く、それぞれに性格がある。またその適合不適合にも非常に多くのパターンが有り、全てを知り尽くすことは非常に困難である。薬物を用いるものがその要点を充分に把えていなければ、多くの誤ちを犯さざるを得ないだろう。そこで私はここに本草学についての注意すべき点と効能の、概要を語ろうと思う。もしこの中に長所があれば、取り上げ使っていただきたい。

本草学にあっては何が専《もっぱ》ら主となるのか、どの効能を兼ね備えるのか、何を利し何を利さないのか、何が補法に秀で瀉法に向いていないのかといったことを、学者はその薬物の真の性質を理解しないまま、ただ机上の空論として考えている。ゆえに薬を用いても効果が上がらないことが多く、用薬の難しさはますます深まるばかりである。用薬のコツは他のところにあるのだ。

それは、ただその気味に精《くわ》しくなり、その陰陽をよく理解していくということである。そうすれば、薬味がいかに多くとも、その薬の要点を把えることができるだろう。

まず気味について弁じるなら、諸気は陽に属し諸味は陰に属する。気は天に基づくが、気には寒・熱・温・涼の四種類がある。味は地に基づくが、味には酸・苦・甘・辛・鹹《かん》・淡の六種類がある。

温熱は天の陽であり、寒涼は天の陰である。

辛甘淡は地の陽であり、酸苦鹹は地の陰である。

陽は升を主《つかさど》って浮き、陰は沈を主って降る。

辛は散を主って横に行き、表を解く。

甘は緩を主って上に行き、中焦を補う。

苦は瀉を主って下に行き、実を去る。

酸は収を主って収斂《しゅうれん》の性質が有り、泄《せつ》を治《ち》す。
淡は滲《しん》を主って小便を利する性質が有り、清濁を分つ。
鹹は軟を主って沈む性質が有り、導滞する。

純粋に気を用いる場合は、その動を用いて循《めぐ》らす方向に使い、純粋に味を用いる場合は、その静を用いて守る方向に使う。また気味を兼用する場合もあるが、この場合は和合を最も貴び、互いによく調和しあう薬を用いる。

君《くん》と臣として相配《そうはい》しそれが適合するかどうかを判断する場合は、その薬味同志が斥《しりぞ》け合うのを特に嫌う。すでに薬味が合っているとしても、禁忌《きんき》についてよく研究して、先ず最初にその害を避け後にその利を用いるべきである。

一つの処方の中に一味でも使ってはいけないものがあるならば、他が全て合っているとしてもその処方を用いてはいけない。

ゆえに、表を散じようとする場合は、酸寒薬を用いてはいけない。

気を下降させようとするならば、升散薬を同時に用いてはいけない。

陽気が盛《さかん》なものには温薬を用いず、陽気が衰えているものには沈寒薬を用いない。

上実のものは気が升ることを嫌い、下実のものは気が秘することを嫌う。

上虚のものは気を降すことを嫌い、下虚のものは気が下から泄れることを嫌う。

よく動くものは再び動かせばすなわち散じ、静なものは再び静けさを与えればすなわち滅びる。

甘味は中満のものには与えてはいけない、
苦味は仮熱のものには与えてはいけない、

辛味は熱躁《ねっそう》のものには与えてはいけない、

鹹味は傷血《しょうけつ》したものには与えてはいけない。

酸木は土を最も剋《こく》しやすいものであるが、脾気の虚するものに少し用いると面白い効果があがる。陽中にはまた陰象があり、陰中にもまた陽訣《けつ》がある。この陰陽の関係を明確に理解することができれば、いかに薬理の奥が深いといっても透徹《とうてつ》した理解を得られないことはないだろう。

五味の入るところについて《内経》には、『五味胃に入《い》らば、各々その喜ぶ所に帰す。ゆえに酸は先ず肝に入り、苦は先ず心に入り、甘は先ず脾に入り、辛は先ず肺に入り、鹹は先ず腎に入る。久しければその臓の気を増し、食物がその臓の常態を変化させることになる。偏《ひとえ》に気を増すことが永く続くと短命の元になる。』とある。

神気《しんき》の存亡を論ず

経《きょう》に、『神《しん》を得るものは昌《さか》え、神を失うものは亡ぶ』とある。神の義とは何と素晴らしいものではないか。神は死生の本である、よく理解しなければならない。

脉における神を言うならば、先ず第一に脉に神が有ることが最も大切なことであると言える。《脉法》に、『脉中有力なればすなわち神有るとなす』とあるが、この有力とは強健という意味ではなく、中和の力があることを言うのである。力があってもその中に和緩を失わず、柔軟であってもその中に力を失わない、これがまさに脉中に神が有るということなのである。

もし不及の脉であれば、微弱で脱絶しようかという感じで、力が無い。もし太過の脉であれば、弦で強く真蔵の脉のようで力が有る。この二者は陰陽の違いはあるが、ともに神が無い脉であり、危険な兆候なのである。

身体の状態や症状における神を言うならば、目の光に精彩《せいさい》があり、言語も清亮《せいりょう》で、神志は乱れず、肌肉《きにく》が痩せて削られたようになっていず、気息《きそく》も通常であり、大小便にも異常がないようなものは、その脈が少しおかしくとも心配する必要はない。その身体の状態に神が有るからである。

もし目の光が無く、瞳子《どうし》もふらふらして、身体も痩せ、顔色が悪く、呼吸も異常で、泄瀉が止まらず、全身の大きい筋肉が削げ、神志昏迷《しんしこんめい》となって病人が手で衣服を撫《な》でたり蒲団の縁をさすったりし、邪気は無いのに話すことに筋道がなく、病気はないのに虚空《こくう》に鬼を見、腹部が脹満するにも関わらず補瀉を施すことができず、寒や熱の病気に罹《かか》っているのに温剤も涼剤も用いることができず、忽然《こつぜん》として急に病気になり深く昏迷して煩躁し眼の前が暗くなって人事不省に陥り、急に卒倒して眼は閉じ口は開き手は力無く開いて失禁するような状態のものは、脈に異常がない場合であっても必ず死ぬ。その身体から神が去ってしまっているからである。

次に治療の状況によって神の有無を見ていこう。もともと薬が胃に入ることによって邪気に勝つことができる。薬は、胃の気によってその薬力を全身に及ぼし、胃の気によって始めて温・吐・汗・下してその邪気を駆逐することができるのである。

もし邪気が勝ち胃気が弱りきっている場合は、湯薬はただ通りすぎていくだけで、胃の気によって化して全身に運ばれることがない。そういう状態になると、神丹《しんたん》〔神薬・守り薬〕が有っても手の打ちようがないのである。ゆえにそのような場合には、寒薬を用いても冷やすことができず、熱薬を用いても温めることができず、発汗させようとしても体表が反応せず、積滞を行らそうとしても裏が反応しないのである。

また、虚証であっても補法を受け付けず、実証であっても瀉法を受け付けず、薬が咽を通らなかったり、咽を通ってもすぐに吐き出すような状態になっている。このようなものは、いくら薬によって身体の反応を呼び起こそうとしても、身体がすでに反応できなくなっている。これは、臓器に蔵されている元神《げんしん》が全て無くなったために、薬を受けつけられなくなっているのである。こういったものは脈や症状とは関係なしに、まちがいなく死んでいく。

総合的に見ると、脈と症状における神《しん》の弁別は次のように言うより他ないであろう。

脈が悪いが症状が軽いためにその予後が良いと判断する場合があり、脈が良いが症状が重いためにその予後が悪いと判断する場合がある。これは症状を重んじて脈を重んじなかった例である。

症状が重いが脈が軽いためにその予後が良いと判断する場合があり、症状が軽くとも脈が悪いためにその予後が悪いと判断する場合がある。これは脈を重んじて症状を重んじなかった例である。

このように症状と脈とどちらを重んずるべきかということの中には、当然、一種言いようのない玄妙な判断がある。神というものはなんと言い現し難いことか。神の緩急《かんきゅう》の変化がよく判るものは、医の名人と言っていいのではなかろうか。

君火相火を論ず

私が《内経》を解釈した際、君火を明とし、相火を位として把える説がやはり最もよかったが、それでもまだ言い尽くされていない部分があるような気が私はしていた。しかし、李東垣《とうえん》が、「相火は下焦包絡《ほうらく》の火であり、元気の賊である」と言い、朱丹渓《たんけい》もこれを支持して立証しようとしているのを聞いたとき、私は口を掩《おお》って笑い、その無知に驚いた。このことが発端《ほったん》となって私は君火と相火について再び考究することにした。

そもそも《内経》が火の意味を解明した際には、君《くん》・相《そう》・明《めい》・位《い》の四字を眼目としたのである。この四字はそれぞれ非常に意味が深く、至誠《しせい》の綱領《こうりょう》とも言うべきものである。この精義《せいぎ》を明確にしておこう。

君の道はただ神《かみ》の道でありその用は虚にあり、相の道は力の道でありその用は実にある。君の神たるゆえんはその明にあり、相の力たるゆえんはその位にある。明は上にあって明るく化育《かいく》の元主となり、位は下に位置して神明《しんめい》の大本となる。これが君相相成《くんそうそうせい》の大道《たいどう》である。天が有れば地も有り、君が有れば相も有るということは、明白なことである。君相の意味をどうしてだらだらと話すことができようか！

五運に分けられたものの中にあってはその各々が一運を主るが、ただ火の字だけに君と相があって他にはそういった区分がなされていないのは何故であろうか。

もともと両腎間の生気を総合して元気という。元気はただ陽を主とし、陽気とはまさに火のことである。しかし火の用〔火の作用〕には非常に微妙な意味があるので、これを火象から考察し明確にしていこうと思う。

炎が軽く清であり上に升るのは火の明である。炎が重く実しておりその温《ぬく》もりが下に蓄るものは火の位である。明は神の位であり、無明であれば神は著くところが無い。位は明の本であり、無位であれば炎は生ずるところがない。ゆえに君火が窮まりなく変化するためには、相火が地にしっかりと根を張っていることが基本となる。火というものを分けて一のものを二としているけれども、これはまた二から一へと総合されるのである。これを君火相火の弁という。

ものが生化し・盛衰し・本末を形成する上での軽重《けいちょう》がここに関わっているということは、これで理解できるだろう。人の生においても頼るところはただここだけである。ゆえに《内経》においても特に言葉を費《ついや》しているのである。ただ《内経》にはその大義が表わされているだけであって突っ込んだ分析はそれほどなされていない。そのうち〈刺禁論〉には、『七節の傍中に小心有り』〔椎骨の下から七番目すなわち腰椎二番の傍《かたわ》らに腎兪があり、その中に命門がある。《類経》には、『人の生は陽を本としている。陽の上にあるものを君火といい、君火は心にある。陽の下にあるものを相火といい、相火は命門にある。ともに真陽の存在する場所である。』とある。〕として隠然《いんぜん》とではあるが相火の場所を示す言葉がある。これに基づいて後世の諸家が相火は命門に寄すと言っているのは是《ぜ》としなければなるまい。しかし私の見解をもってすれば君相の意味はもっと明確になっていくであろう。まずその概要を述べよう。

相火が命門に在るということは根が地下にあって枝葉の本となっているということと同じ意味である。臓腑にはそれぞれ君と相とがあり、形質に基づいて志意《しい》が出ている。ゆえに、心の神・肺の気・脾胃の倉廩《そうりん》・肝胆の謀勇《ぼうゆう》・両腎の伎巧《ぎこう》変化など、神奇《しんき》の発現する全ての基礎としてそれぞれに地があるのである。地があって初めてその力が発揮され、地が豊饒であって初めてその上に植物が生《お》い茂《しげ》る。全てはこの地の位によって存在し、この地が五臓それぞれに位をもたらし五臓それぞれに相をもたらしているのである。

もし相が強ければ君もまた強く、この両者は相互に依存しあう関係である。ゆえに聖人は、特にこれを相火と名づけ非常に重んじたのである。にもかかわらず後世の人々がこれを賊と呼ぶのはなぜなのだろうか。これは万世に渡る非常な問題である。そのため私はここに語るのである。

この私の言を過ちとする人もいる。つまり、「李東垣や朱丹渓がこの相火をして賊となすことにも一面の真理はあるのではないか。人間には情欲が多く、その情欲はよく妄動《もうどう》する。情欲が妄動すれば火が起こり、火が盛《さかん》になれば元気を傷ることになる。このことから見るならば相火をして元気の賊とすることもあながち間違いとは言えないのではないか。」と言うのである。

しかし私はそこでこう答える。「相火を賊として扱うのか扱わないのかという判断の分岐点は、正邪の判断の中にある。情欲が動ずるのは邪念により、邪念の火は邪気となる。しかるに君相の火は正気であり、正気が蓄積されて元気となるのである。これは人間の肉体における家と言えるであろう。これを商いに譬《たと》えれば、賢者はよくこれを守り、愚者はこれを消耗する。それが罪となるか罪とならないかは、その子孫が繁栄するかしないかということにある。その資産が誰によってどう使われるのかが問題なのである。相火もこれと同じことで、初めは相と呼ばれていても、しまいには賊火とされることにもなるのである。この二者の区分を不明瞭にしたまま説くことは、聖人の心を失うこと甚《はなは》だしいものがある。

火の賊が人体を傷つけるのは、君相の真火がそれをするわけではなく、内傷であろうと外感であろうと全て邪火がするのである。であるから、邪火を賊と言うのは当然のことであるが、相火をも賊と言うべきではないのだ。また、邪火として考えるならこの火は六賊の中の一つにすぎない。しかるになぜ李東垣・朱丹渓の二氏は火のみを取り上げてかくも畏《おそ》れるのであろうか。彼らの過《あやま》ちはこのように甚だしく、正邪の区別さえも明瞭にできていないのである。話にならないではないか。」このように私は説き、相火を邪火として畏れるという説を聞く毎《ごと》に、彼らが相火の意味をまだ誤解しているのを知り、失笑せざるをえないのである。

先天後天論

人は地に生じ、その命は天に懸かる。人の命は天に制されるのである。養うものはこれを培《つちか》い、傾けるものはこれを覆《くつがえ》す。ここにおいて天の命は人に制されるのである。

天はもともと二種類あるわけではないので、そこには天の天といったものがある。これを我を生ずる天といい、無から天が生ずるものがこれである。そして、人の天といったものがある。これを我を成す天といい、有から我が成立するものがこれである。生ずるものが前にあり、成すものは後にある。これによって先天後天の意味が生じるのである。

これに基づいて人の先天的な素質のことを語れば、先天的に強厚《きょうこう》な人は長生きのものが多く、先天的に薄弱な人は短命なものが多い。また持って生まれた先天的な素質を後天的にも培養していく人はますます長生きとなり持って生まれた先天的な素質を後天的に損傷していく人はますます短命となる。

たとえばいわゆる骨格は先天的なものであり、肌肉は後天的なものである、精神は先天的なものであり、容貌《ようぼう》は後天的なものである。

顔色の弁別法としては、蒼《あお》は長生きであり妖《あや》しい色のものは短命である、若々しさの中に蒼があるものは吉であり、蒼の中に若々しさがあるものは凶である。

声音の弁別法としては、充実しているものは長生きであり、ビクビクと怯《おび》えた感じのするものは短命である。声が細くとも息が長く続くものは吉であり、声が強くとも息の短いものは凶である。

形体の弁別法としては、堅いものは長生きであり脆《もろ》いものは短命である。身体はやせ衰えた感じでも動作に不自由のないものは吉であり、身体は強盛《きょうせい》な感じでも精神的に困窮《こんきゅう》し易いものは凶である。

動静の弁別法としては、静かなものは長生きであり、騒がしいものは短命である。性急な感じでもその中に和があるものは吉であり、静かで陽が厚い感じがしてもその中の陰気が薄いものは凶である。

少長の弁別法によると、幼少期には身体が弱くとも成長するに従ってしっかりしてくるものは晩成する徴候である。

気質の弁別法によると、若い頃華麗《かれい》であってもあまりに早く充実しきってしまうものは早く衰える兆候である。もし、先天的にも後天的にも充実しているなら、長寿を迎えることができることは疑いない。もし先天的にも後天的にも養われなければ早死にし、長寿を得ることができない。

養生ということから考えるなら、先天的に強くともそれに頼って無理をするとその強さを失う。また後天の弱いものは慎《つつし》みを知ることによってその弱さを克服することができる。

慎みとはどういうことかと言うと、情志を安定させ心神を安定した状態に保ち、寒さ暑さから身を守って肺気を保護し、酒食を慎んで肝腎を損傷しないようにし、労倦や飲食を節制して脾胃を養っていくということである。楽しみをただ養生することに置き、善を行なうことを楽しみ、生命を保つことを最高の幸福とするのである。また、幸福を祈るのであれば絶対に天を欺《あざむ》いてはいけない。このようにして表裏ともに欠けるところがないように生活すれば、邪気や疾病はその人を侵すことができない。このように生活するなら、先天の力も後天の力も自分自身でコントロールすることができるのである。広成子《こうせいし》は、「ゆえに、なんじの肉体を労することなく、なんじの精を揺らすことがなければ、長生きをすることができる。」と言っているが、まさにその通りである。慎みを知ることが簡単であるからといって、決してこれを軽んじてはいけない。

標本論

病気には標《ひょう》と本《ほん》とがある。本とは病気の源を言い、標とは病変を言う。

病気の本はただ一つであり、隠れて明かにし難い。病変は非常に多く、表面に現われているため明らかにし易い。そのため最近の治療家には、本末を理解できないまま、ただ目前に現われている症状を根拠にして治療している者が、多いのである。これは、我々の医道にとって最も大きな問題であると言わねばならない。

最近流行の医者が、「急なればすなわちその標を治し、緩なればすなわちその本を治す」と言い、人々が互いに相伝《そうでん》として暗誦《あんしょう》し、格言としてこの言を尊崇《そんすう》して医道の要《かなめ》としている。この説は経典の本来の意味とは異なるけれども、使い道もある説だと私は思っている。

経典の本意とは異なる部分とは、標を治すということと本を治すということとを相対的に論じていることである。このように語られると、標と本とを分割して考え、相互に補い合うよう用いねばならない感じがしてくる。もしそのような説が正しいとされるならば、《内経》に、『病を治すには必ずその本を求むべし』とある言葉は、どうとったらよいのだろうか。また経に、『陰陽逆従とは標本の道のことである、小にして大、浅《せん》にして博《はく》、一言をもって百病の害を知るべし。』ともある。浅い部分を見て深い部分を洞察し、近くを見て遠くを察知する、これを標と本として語るなら納得できるが、市井《しせい》に言われている標と本はこの足元にも及ぶものではない。

また経に、『先に病み後に逆するものはその本を治す。先に逆して後に病むものはその本を治す。先に寒《かん》して後に病を生ずるものはその本を治す。先に病み後に寒を生ずるものはその本を治す。先に熱して後に病を生ずるものはその本を治す。先に病み後に熱を生ずるものはその本を治す。先に病み後に泄するものはその本を治す。先に泄して後に他病を生ずるものはその本を治す。先に熱して後に中満を生ずるものはその標を治す。先に病み後に中満を生ずるものはその標を治す。先に中満をして後に煩心を生ずるものはその本を治す。小便大便ともに不利なるものはその標を治す。小便大便ともに利するはその本を治す。先に小便大便ともに利せずして後に病を生ずるものはその本を治す。』とある。

これらの経典の言葉から標本について考えてみると、病気は一般論としては全て、その本を治療しなければならないことがわかる。

ただ例外として中満と小便大便の不利という二症状をあげ、これらは標を先に治療しなければならないと言っているのである。何故か。中満であれば上焦が通じず、小便大便が不利であれば下焦が通じないからである。このような状態のときはその標を治療して、気血が升降する道を開通させなければならないからである。であるから、これを標を治すと言ってはいるけれども、実はその本を治療しているのである。

これ以外の事例について、もし標と本を相対《そうたい》させて言うとすれば、標の治療と本の治療とが同じレベルで語られていることになる。このために私は「急なればすなわちその標を治し、緩なればすなわちその本を治す」という説を経典の本意とは違うと言っているのである。

しかしこの説にもまだ使い道があると言っているのは、緩と急という二字の中に考察を加えるべき部分があるからである。中満と小便大便の不利という二症状の中にもまた、緩急がある。急性病をゆっくり治療してはいけないし、慢性病を急いで治療することはできない。こういった、緩急についての考え方の中にまた、標本の弁別があるのである。

これを誤認して一概に論ずることは、もちろん絶対にいけない。現状を見ると、ただ標本を理解できないだけではなく緩急さえも理解できずに治療が行なわれている。標本が理解できないために、ただその肉体を見るばかりで、その七情を見ることができない。緩急が理解できないために、急性の症状があっても、それが生命に関わっているものであるかどうかが理解できないのである。このためにいつまでたっても標を見ながら本とし、緩を見ながら急として治療しているため完全に混乱し、標・本・緩・急という四者の意義を全く失ってしまうのである。もし生命を重んずる気があるならば、このことをよく考え、慎んで治療に当たらねばならない。

本《ほん》を求めるの論

全ての物事の中には本がある。病気を治療する場合も、本を求めることを最も中心の課題とする。本とは、ただ一つあるだけで二つはないものである。

たとえば外感によるものは表を本とし、内傷によるものは裏を本とし、熱証の病は火を本とし、寒証の病は寒を本とし、邪気が有り余っているものは実を本とし、正気が不足しているものは虚を本とする。その病気が何によって起こっているのかというその原因を洞察し、これを病気の本とするのである。

万病の本は、ただ表・裏・寒・熱・虚・実の六者にあり、この六者を理解できれば、表に表証が有り裏に裏証が有るという具合に、寒・熱・虚・実の全てにわたって理解できることになる。この六者は相対的なものであり、氷と炭とが陰陽的に正反対であるようにこの六者を弁ずるなら、それは間違っている。

病気に罹《かか》ってもすぐに治療しなかったり誤治によって治り難くなっているものは、その病程は非常に長くなっているけれども、必ず本からその病気が発生しているのである。そのような病気を診るときに、曖昧で疑わしい部分や目前の症状を追いかけることは最も慎まねばならない。経に、『衆脉を見ず衆凶を聞くことなくして外内相い得、形をもって先んずること無かれ。』とあるが、この言葉は誠に本を求める上での要と言えよう。この言葉を知らずに治療を行なうものは亜流と言われてもしかたあるまい。明晰な治療家はわずかな病因からでもすぐにその病気の本体を把えることができる。どのような病気であっても本に従って治療していけば、治らないということがない。

この表裏寒熱虚実の六者は実際の病気においては同時に現われることが多い。しかしその中にも根源的なものと根源的でないものがある。このことをよく理解しておかなければならない。

この表・裏・寒・熱・虚・実の六者の中でも、特に虚実は表裏寒熱の四者全てと深く関係しており、弁証していく上でも最も重要な部分となる。虚は元気の状況という視点から考えたものであり、実は邪気の状況という視点から考えたものである。元気がもし虚していれば、邪気があっても安易に瀉法を行なうことはできないが、補法などを行なってても邪気がどうしてもとれなければ、結局は瀉法を行なうしかなくなる。このような状態のものが最も処置し難いものである。

ここで考えていくことは、患者の元気がこの瀉法に耐えられるか耐えられないかということである。また、瀉法を補法として用いられるかどうか、その反対に、補法を行なうことによって瀉法として働かせ得るかどうかということである。このことは、それが補法であれ瀉法であれ、その補瀉の程度を調節することによって始めて答を得ることができる種類のものである。

原因もたいして深くない軽い病気であれば、その根本を取り去ることを主眼として治療すれば、一薬だけで癒すことができる。しかし下手な医者はこのような患者を診る場合でも、痰が原因ではないのに痰が問題だと言い、火が原因ではないのに火が問題だと言って、あらゆる方向から検討を加え反《かえ》って漠然《ばくぜん》となり、確《かく》たる見解を持つことができなくなる。そのため反ってその真の病因を残したまま治療していくので、軽かった病気は日々重くなり、重症のものであれば生命を危うくするに至るのである。このように、人々に災いを与えその生命を危険にさらす原因は、全てその本とすべきところと末とすべきところとを理解できていないことにあるのだ。医道というものは何と難かしいのであろうか。医道は神《しん》を貴ぶにもかかわらず、その神に至る道の何と遠いことであろうか。

私はかつて述べたことがある、「医道には慧眼《けいがん》がある。この眼光は永遠の彼方からやってくる。また医道には慧心《けいしん》がある。この心はまさにこの医を行なう場所にある。その結果、よく洞察することができ、よく診察することができる。このような機微《きび》を知ってこそ始めて、医者を医者と言わしめることができるのである。」と。

医道の機微を明確に洞察し、この医道を医道として確立しようではないか。

これを成し遂げた者を大医と言い、王に匹敵する者とするのである。

形《けい》を治するの論

《老子》に、『吾れ大患《たいかん》有るゆえんの者は、吾れ身有るが為なり。吾れ身無からしめば、吾れ何の患《わずらい》か有らん』とあるが、私はこれを、「吾れ大楽有るゆえんの者は、吾れ身有るが為なり。吾れ身無からしめば、吾れ何の楽かあらん？」と言い替えようと思う。

人が存在するということは、「吾れ」があるからである。その「吾れ」が頼ることのできるものはただ「形」だけである。「形」が無ければ「吾れ」もありえないのである。この肉体を持つ人間にとって「形」を大切に考えるということがいかに重要な問題であることか。老子のようにそれを簡単に否定することは避けなければなるまい。

しかし「形」の意義自体について言うならば、それはそれほど大きな意義を持っているわけではない。たとえば、言動や視聴すること自体は「形」ではない。俊《しゅん》・醜《しゅう》・美《び》・悪《あく》自体は「形」ではない。勇《ゆう》・怯《きょ》・愚《ぐ》・智《ち》自体は「形」ではない。生・死・安《あん》・否《ぴ》自体は「形」ではない。しかし、人間が交流するということは、その「形」を通して交流し、功業《こうぎょう》を建てるという場合は、その「形」によって建てるのであるから、やはりそこには「形」というものに重要な意義があるとすべきであろう。人々がこのように大切な「形」を養っていく方法にうとく、また知識はあっても用いる事をしないのはどうしてだろうか。

世の人々は、情志によってその宿る臓腑の「形」を傷り、労役によってその筋骨の「形」を傷る。内部の「形」が傷られれば、神気はそのために消靡《しょうび》し、外部の「形」が傷られれば、四肢や体幹はそのために偏廃《へんぱい》する。甚だしい場合は肌肉が全て削《そ》げ落ちたようになる。肌肉が全て削げ落ちたような状態になっているときには、「形」が危険な状態にあるということを知ることができる。そして、このように「形」が傷られているような状態のときには、その命が危険な状態なのだということを知らねばならない。であるから、養生をしっかりしようとする者は、先ずこの「形」を養い、これを神明《しんめい》の宅《たく》としてしっかりしたものにすべきである。

また、治療をしっかりしようとするものは、先ずこの「形」を治療することをその健康回復の本とするべきである。「形」を治療するにはその方法があるわけだが、それは簡単に語れるものではない。しかし「形」が陰であるということから考えるならば、その治療は「精」「血」の二字に尽きるということができるであろう。

もし外邪を取り除こうとするならば、「精」「血」を基準にして考えていかなければ利達《りたつ》することはできない。中気《ちゅうき》をしっかりさせようとするならば、「精」「血」を基準にして考えていかなければ中気を蓄え強めていくことはできない。

水の中に真気がある。火の中に真液がある。「精」「血」でなければ、何がこれらを升降させることができるだろう。脾は五臓の根本であり、腎は五臓の化源である。「精」「血」でなければ、何がこれらを溉灌《かんがい》させることができるだろう。「精」「血」はまさにそのまま「形」であり、「形」はそのまま「精」「血」である。天一《てんいち》は水を生ずる、その水こそがすなわち「形」の大本なのである。ゆえに病気を治療しようとする場合、形体をこそ最も重視すべきであり、「形」を治療しようとするならば、「精」「血」を先ず最初に考えていかなければならない。これこそがまさに医家の大道である。よくこれを理解するならば、変化して型にはまり難い多くの病変の原因が、自ずから明らかになるものである。

この「精」「血」を治療する方法は薬餌《やくじ》を用いるのが最も良い。しかし、薬餌として用いるのに適切なものは、ほんの数味だけである。多くのものはその性質が偏っており、用いるとしても佐使《さし》としてしか用いることができない。また、薬餌とまではいわずとも飲食のみであっても、口にすることができるものは「精」「血」を資益することができるのである。

人が口にすることができるものの中で、性質が純正で他を損うことがなく、胃気に最も良いものは穀類である。

よく人は私に、「どんな食べ物が身体には良いのでしょうか」と聞くけれども、私ははっきりとした答を与えることができないでいる。私の言葉に信を置く人々は、醴《れい》〔甘酒・甘味のある泉〕や飴のようなものではないかと言うけれども、私の言葉に信を置かない人々は、私の揚げ足をとって私を非難する根拠にしてしまうからである。そのために今まで私はこのことを明らかに語ることができなかったのだが、ここにはその意味を明確に述べ、心有る者が自ずから悟るのを待つこととした。

臓象別論

臓象の意味について《内経》に記載してある部分を、私は《類経》の中でまとめたけれども、それでも充分には詳しいものではない。《内経》に語られていない部分もあり、《内経》の同じ篇の中にも異なった記載があり、前の篇では同じものとして記載されていたものが後の篇では異なったものとして記載されているものもある。そのため、それぞれの臓象について精確に弁別して考えていかねばならない。

臓象を人体における機能の面で語るならば、気と血の二種類に集約される。五臓のそれぞれに当然気血はあるが、その中心は、肺から気が出て、腎に気が納まるということである。肺が気の主《しゅ》であり、腎が気の本《もと》であるとはこのことを言うのである。血は水穀の精である。それは渾渾《こんこん》と流れ出て、脾によって化生され、心によって総統《そうとう》され、肝によって蔵受《ぞうじゅ》され、肺によって宣布《せんぷ》され、腎によって施泄《せせつ》され、全身を漑灌《かんがい》する。気は全身の緩《ゆる》やかな呼吸を主り、血は全身を濡《うるお》すことを主り、人にとってのふいごのような役割を気と血とでしている。これは全ての人に共通の部分である。

それぞれの人々に異なっているのは、各々の臓気にそれぞれ強弱があり、稟賦《ひんぷ》〔先天的な状態〕にそれぞれ陰陽の偏りがあるためである。臓に強弱があれば、当然神志《しんし》の強弱にも違いが出、顔色《かおいろ》にも違いが出、声音《こわね》にも違いが出、性情にも違いが出、筋骨にも違いが出、飲食にも違いが出、労役にも違いが出、精血にも違いが出、勇怯《ゆうきょ》にも違いが出、剛柔にも違いが出てくる。気血ともに非常に強いものは、太過によって病を生ずることが多く、気血ともに非常に弱いものは、不及によって病を生ずることが多い。外的状況を根拠にして内的状況を洞察していくなら、理解できないということはない。

先天的な性質には陰陽の別がある。陰臓のものは温暖を喜ぶので、生姜《しょうきょう》や桂枝などの辛熱《しんねつ》の薬剤を用いるとよい。陽臓のものは生冷を喜ぶので、黄芩《おうごん》や黄連などの苦寒の薬剤を用いるとよい。平臓のものは熱性のものを食すれば陽臓となり、寒性のものを食すれば陰臓となる。肥膩《ひじ》で栄養豊富なものを食べることが身体にあっているものは、潤滑さもなければならない。清素《せいそ》なものを食べることが身体にあっているものは、栄養豊富で臭いのきついものは畏《おそ》れて避けるべきである。

気が実しているために、その気をさらに滞らせる薬剤を用いることができないものがある。気が虚しているために、その気を破るような薬剤を用いることができないものがある。血が実しているためにその血をさらに渋らせる薬剤を用いることができないものがある。血が虚しているためにその血をさらに泄《も》らす薬剤を用いることができないものがある。ある飲食物のみを忌《い》むものがあり、またある薬餌《やくじ》を摂《と》ると害になるものもある。ある臓が他の臓に較べて強すぎるため、他の臓を凌駕《りょうが》して傷めている場合があり、またある臓が他の臓に較べて弱すぎるため、いつも他の臓によって制約を受け、他の臓に虞《おそ》れを持っている場合もある。

平素から風邪を引いている状態が続いているものは、体質的に燥気が多いのである。燥気が多い原因は血虚のためである。湿邪によってよく病気になるものは、体質的に寒気が多いのである。寒気が多い原因は気虚のためである。

これらは個々人の体質的な異なりについて言っているのであるが、同一個人にあってもその体質は年齢によって変化する。たとえ生まれつき丈夫で陽剛《ようごう》な体質であったとしても、その強さに甘えて節制することをせず、寒涼の食物を欲求のおもむくままに摂り続けるならば、終《つい》には陽気が傷られて、陽剛の体質も変化して陰柔になっていく。その逆に、たとえ生まれつき虚弱で陰柔な体質であったとしても、日常的に辛熱の食品を摂るように心がけると、陰柔も日に日に涸《か》れていき、終には陰柔の体質も変化して陽剛になっていく。このことは飲食の摂り方についてのみ言えることなのではなく、情や慾《よく》の持ち方など全てのことがらについて言えることである。

そもそも症状というものは明瞭に表われたり隠れたりするものである。朝と夕方でも変遷がある。満ちているものをさらに満ちるようにすると、終には覆《ふく》される時が来、損なわれているものをさらに損えば、終には破れる時が来る。このことを、『長期間にわたって気が増加するのは、物が化する場合の常態である。気が増加して長期間にわたれば、そのものの力を奪う原因となる。』と、経文《きょうぶん》にはすでに明言《めいげん》されているのである。

「変」ではないものは「常」であり、「常」ではないものは「変」である。人の気質にも「常」と「変」とがある。医者が病気を治療することにも「常」と「変」とがある。「常」と「変」とを理解しようとするならば、望・聞・問・切の四診全てに明るくなければならない。もし少しでも偏見をもってその人の病気の窮まりない変化に対応しようとするなら、その人に対して反って害をなすことの方が多くなることを、私は知っている。であるから、この篇の意義を深く考察しなければならない。

天年論《てんねん》

人間が生を得て、天から受けるものは全ての局面にわたっている。これを天年と言う。

私は以前岐伯《きはく》が、『上古《じょうこ》のその道を知る人は、陰陽に法《のっと》り・術数《じゅつすう》に和し・飲食に節度が有り・起居に常度が有り・労働をしすぎることがない。そのため形と神とのバランスがうまく取れ、その天年を全うして、百歳をメドにして他界する。』と言っているのを聞いたことがある。また老子が、『人間には、長生きをする者が十人に三人あり、短命の者が十人に三人あり、生地《せいち》を捨てて死地にあえて行く者が十人に三人ある。』と言っているのを聞いたことがある。私はこれらの言《げん》を基《もと》に、以下のように理解している。

先天というものがどういうものであるかを知っていても、それを現実に発揮《はっき》することができないものは、天年を全うすることができない。先天を発揮する元である後天を養うのはそれぞれの個人であり、天年を全うしたければ養生家たらんとしなければならない。そしていつも養生に深く思いを寄せてでき得る限りのことを実践し、老子の言うところの、『長生きをする者が十人に三人』の内に入らねばならない。しかしこれもその大約を言っているだけのことなので、本当は全ての人々にこのことを言わねばならない。そのため、ここにその全てを著してみたい。

人間は大地に生まれ、その使命は天によって規定されている。人間は天地によって生じ、天地によって死んでいくのである。

天が人に対して及ぼす災《わざわ》いには、時期外れの寒暑や頻繁におこる災害に吉凶の交流が加わり、百六の避け難《がた》いことが生ずることなどが挙《あ》げられる。これを天刑《てんけい》と言う。地が人に対して及ぼす災いには、乾燥や湿気に一定の法則がなく水と火とが突然発生し陰毒が非常に強くなり人を侵《おか》すことがあり、また危険が多くてよく困窮《こんきゅう》して斃《たお》れることが挙げられる。これを地殺《ちさつ》と言う。人が人に対して及ぼす災いには、闘争によって傷つき・武器によって殺しあい・陰謀によって陥《おとしい》れあい・騙《だま》しあったり強盗にあったりすることなどが挙げられる。これを人禍《じんか》と言う。およそこの三者は、十中に約してその幾つかを去る。

この天人地の三種の災いの他に、自分で自分に対して災いをなしたためにいきいきと生きることができなくなっている場合が六種類ある。それは何かと言うと、酒・食・財・気〔強情〕・功名《こうみょう》の累《るい》・庸医《ようい》の害がこれである。

酒によって害を受けるのは、米汁の甘さにとらわれ、麹蘗《きくばく》〔こうじ〕という性の烈しいものも嗜《たしな》むためである。酒がうまく吸収されて身につくと禍福《かふく》を転じてさまざまな困難を避けることもできるが、摂り過ぎて生命力を損なうと人の見分けもつかなくなる。酒が原因でなる病気には、血が傷られて水となり、肌肉が浸漬《しんせき》され鼓脹《こちょう》の状態となったものがあり、また湿邪が土を侵して飲食物の清濁を弁別できずに瀉痢の状態となったものがあり、また血が筋を養うことができず筋肉が弛緩《しかん》したり拘攣《こうれん》したりし甚だしい場合には眩暈《げんうん》や卒倒をおこして中風の状態となるものがあり、また水が溢《あふ》れて涎《よだれ》となり腹部が満悶《まんもん》して食欲がなくなり甚だしい場合は脾気が傷られ嘔《は》いたり喘《あえ》いだりして痰飲の状態になるものがある。飲酒に耽《ふけ》って節制することがなければ、その精髄が本来強靭《きょうじん》であったとしても長期にわたる不摂生に堪えられようはずがない。その陰血は日に日に散じ亡びていき、中年の声を聞く前にさまざまな病気となり、生命を危うくするものがどれほど多いことか、私は知らない。

色慾《しきよく》によって害を受けるものは、ただ嬌艶《きょうえん》なものを愛らしく思っているのだが、傾国《けいこく》の説のもつ意味や、伐命《ばつめい》の説を理解することができないのである。色慾が原因となって病気となるものは、労損となり、穢悪《わいお》に染まり、互いに相手を思いやるという心を失い、思いを欝結《うっけつ》させてそこに生命を注ぎ込む。色慾が原因で命を落とすものもあり、心を卑《いや》しくして覗《のぞ》き見たり、奪いあったり、淫蕩《いんとう》が亢《こう》じて行方《ゆくえ》知れずとなったり、驚いたり嚇《おど》したりして胆力を喪《うしな》っていく。これらは皆な、好色の人々が淫慾《いんよく》に溺《おぼ》れることが多く、楽しみに我を忘れ、自分の身体や家を顧《かえり》みることができなくなっているのである。どちらが実が少なく花が多いのかをよく考え、〔色慾を〕素晴らしい贈り物として楽しみ、徳の力によって色慾に勝ち、近づいても邪とならないようコントロールしなければならない。色慾に対して貪欲《どんよく》であったり恋焦《こいこ》がれることがなければ、災いを招いたり色慾に傷られることはないのである。この色慾によって災いを被《こうむ》ったものがどれほど多いことか、私は知らない。

蓄財《ちくざい》によって害を受けるものは、ただ財産で生命を養うことができるという面のみを見て、財産の人に与える害を理解していないのである。吝嗇《りんしょく》な人〔異常なほどの節約家〕は、そのためにいつも非難を招き、集めた財産をただ漫然と倉庫に納めているものは、盗賊を自ら招いているので気の休まることがなく、その力の多くをその防衛に費やしていくことになる。財産を集めることに貪欲で飽くことがなく、その身心を忘れて利益を追って義を省みることがなく、骨肉全てがこのために傷られ、膏血《こうけつ》の全てをここにに注ぎ込みながら、怨《うら》みをかい人生を危うくしていくのである。財産というものは本来は神に通じており、その財産が少なくなることを拒んでどんどん蓄財し続ければ、最後には財産が金の精となって祟《たた》りはじめることになる。その周りには争いがおこり中身のない災いが生ずることになる。このように、利益を得ようとして反って災いを被《こうむ》ったものがどれほど多いことか、私は知らない。

その強情によって害を受けるものは、血気が強いことを頼りとして、他人が自分を負かす事ができないのを誇りにし、驕《おご》りや衿《ほこ》りとまではいかないが勝つことを好み、いつも心に平安がなく、結果的に争いがおこると、事の大小に関係なく怨恨《えんこん》を持つことに腐心《ふしん》する。忿怒《ふんぬ》が肝脾を最も損なうものであることも意に介さないのである。その忿怒によって、隔食《かくしょく》し、気が疼《うず》き、疼痛《とうつう》し、泄瀉し、厥逆し、暴脱する等の病気に侵され、終《つい》にはその身を危うくするのである。また争いあって終には訴訟をおこし、その趨勢《すうせい》が自分を卑汚《ひお》することの方が有利であると考えると、その醜さが奴隷さえも凌《しの》ぐような状態であってもあえてそれを甘受《かんじゅ》するのである。他人に辱《はずかし》めを受けるような場合は、先ずそれに抗《あらが》い、わずかな忿怒であっても自ら進んで手放すことをしない。寛容と少しの謙遜《けんそん》の心をもって一生道を譲り続けけたとしても、何か失うものがあるのだろうか。どちらが得でどちらが失うものが多いだろうか。どちらに知恵があり、どちらの方が愚かな行為なのだろうか。意地を通していくと、ひどい場合は家は潰《つぶ》れ破産するに至り、身を滅ぼすことにもなりかねない。小さな事を耐え忍ばなかったことを悔いてもすでにその時には手遅れになっているのである。気には本来形はない。どのような状況の中にあっても、その状況を受け入れていけば、特別なことが起こることはない。その逆に、その状況に偏執《へんしゅう》すれば、さまざまなことが起こってくるのである。過去の歴史をよく振り返ってみれば、誰が正しく誰が間違っているなどということを、簡単に言うことはできないことが判《わか》る。達観《たっかん》することによってそれぞれの状況に対して自から策《さく》を立てることができなければ、自分の身体が他人からの直接間接の怨みを受けることを避けることができなくなる。このように、自らの愚かさによって自らの寿命を縮めるものがどれほど多いことか、私は知らない。

功名心《こうみょうしん》によって害を受けるものがある。皆な功名を得たいと思い、全ての人に功名を得る時期が与えられている。しかしすでに功名を得たものは、それが自分の器ではないのではないかと畏れ、未だ功名を得ていないものは、一生浮かばれないのではないかという不安にさいなまれる。今までの苦労を思いいたずらに高い望みを持つものがある。今昔《こんじゃく》の栄枯《えいこ》の違いを思って腹が裂けるほどに悔いるものもある。また焦思《しょうし》切心《せっしん》して奔走《ほんそう》し力をつくし、栄華《えいが》が重なって非常に豊かになるものもある。過去を慨《なげ》き今を味わうことなく、無意味なことに身を滅ぼして消息を知ることもできず、その気が抑圧されているものがどれほど多いことか、私は知らない。

医療によって害を受けるものがある。病気になってから良い医者を探そうとするのは、凶荒《きょうこう》となってからその年についての研究を始めるようなものである。しかしそこにある思いは非常に大切なものであり、ないがしろにすることはできない。医療の中にある神理《しんり》は非常に微妙で、言葉としては語り難いものなので、天人の学と言ってもいいほどのものである。人並みを越えて聡明《そうめい》でなければ、ここで言われる無声を聞き・無跡《むせき》を見・幽玄《ゆうげん》なる場を直接窺《うかが》いその状況を把えることはできない。そのように聡明な人であって初めて医療というものを語ることができるのである。医療というものは軽々しく語れるものではないし、〔また、もし語れたとしても〕ただそのさわりだけしか語ることができない。しかしそのように聡明な人を得ることが難しければ、次善のものとして、神《しん》を知らなくともその形跡を知ることができる人を探すべきである。このような人が現代では上医と言えるであろう。現在はこのような医者でさえも得難《えがた》い存在なのである。これ以外のものであれば、ただ愚昧《ぐまい》な者ばかりが八九割を占める。庸医《ようい》が多ければ人を殺すこともまた多い。その寒熱を間違えて施《ほどこ》し、虚実を誤認し、一匙《ひとさじ》の匙加減も判らない。病気が治るか治らないかということは、その医者の能力によって決まってくるのであるが、医療によって苦しめられる者には、何がよい治療なのかを理解することができず、死んでも悟ることができないのである。

明公《めいこう》は当時の医者があまりにも誤治を施すことが多かったため、その心を非常に傷めていた。造化の力が非常に大きいことから考えると、凡庸な人間がそれをたわむれに窺《うかが》い知ることなどとうてい不可能である。生命を托《たく》するということは非常に重要なことである。物事を深く考えることのできないような軽薄な人間が、安易に関われることではないのだ。しかしその非は、彼ら自身に帰することはできない。かの《原病式》〔《素問玄機原病式》劉河間著：苦寒薬を多用す：後に一篇を設けて批判あり〕以来、祖述相伝《そじゅつそうでん》が日に日に多くなり、その言に酔うものは醒《さ》めることがなく、その誤治によって死にいくものは語ることができない。その元陰《げんいん》に対して、この害〔苦寒薬の害〕を受けるものは非常に多い。

このことを聞いてもその意味するところを真に理解していないならば、私の言を信じていないのと同じことである。

考えるに、先天的な制約として三あり、後天的な制約として六ある。これらの淘汰《とうた》を経てなお天年を全うすることができるものが、一体何人いるだろうか。私はこのゆえに「老氏十の三を言うものは、蓋《けだ》しまたそれを約言《やくげん》するのみ。」と言うのである。再びこのことについてよく考えるならば、人生は真に痛哭《つうこく》すべきものでしかないであろう。しかしいたずらに悲しんでみても何も益《えき》を得ることはできない。どうすれば、人の身として天年を全うすることができるだろうか。知恵のある者であれば明らかにすることができる部分が、必ずある。

先天的な制約としての前の三者でさえも、非常に多く現われることがある。しかしこれらの中には避けることのできるものがあるし避けることのできないものもある。これを天の声として聴《き》くことも、できないことではない。知恵のあるものは、まだ災《わざわ》いとしてふりかかる以前に、それを発見することができるものである。天の声に従うことのできるものは天がこれを庇護《ひご》し、地の声に従うことのできるものは地がこれを庇護し、人を味方に得ることのできるものは人がこれを庇護する。この三種類の庇護を得ることができるものは、長寿の道を得ることができるであろう。この三種類の庇護を失うものは、長寿の道を失うであろう。人の道において、近道となるものはないのである。

後天的な制約としての後の六者は、完全に自分自身の努力にかかっている。酒による苦しみは避けることができる。我々は酒に酔わないことができるのである。色慾による苦しみは避けることができる。我々は色慾に迷わないでいることができるのである。蓄財による苦しみは避けることができる。我々は貪欲にならずにすますことができるのである。強情による苦しみは避けることができる。我々は真理を看破《かんぱ》して自分本意の真理に把われないでいることができるのである。功名を求めることによる苦しみを避けることができる。我々はもともと素質として備わっていることを行なうことができるのである。庸医による医療に苦しめられることから遠ざかることができる。事前によく調べておけばよいのである。

このようにして善を培い、欺《あざむ》くことなく生き、極端なことを行なわないように己の分を守り、刹那《せつな》的な幸福を追求しないようにすれば、最も充実した人生を送ることができる。孔子は、「意《おも》うことなかれ、必とすることなかれ、固することなかれ、我につくことなかれ。」と言い、人々に無理なことをしないように教えている。広成子は、「なんじの形を労することなかれ、なんじの精を揺らすことなかれ、すなわちもって長生すべし。」と言っている。この中で形とあるのはその外面を言っているのであり、精とあるのはその内面を言っているのである。内外ともに健全であることが、道を尽くすということである。これらは全て、古の聖人が人々を憐《あわ》れんで語った、至真至極《ししんしごく》の良《りょう》方《ほう》である。大切に身につけるべきである。

ある人が私に言った、「あなたの言うことは本当に正しいと思うのですけれども、何か回りくどい感じがします。そのように複雑な知識がなくとも長寿を得る者がいるではありませんか。どうしてこの小さな人間の力を借りる必要があるのでしょうか。」と。

私は答えて言った、「ここで語ったことは、知恵のある人に対して語ったことであり、愚者に対して語ったものではありません。けれども、私の論はあなたがおっしゃるとおり非常に回りくどいものです。知恵のあまり無い人であっても、私の論についてよく考えて身につけることができれば、その天年を全うする一助となると思います。」と。

中興論《ちゅうこう》

天地の道を観察してみよう。天地は満ちれば虚して、消長する。太陽は最も高く昇ると次には西に傾き、月は満ちては欠けていく。これは天運の循環であり、天もこれに逆らうことはできない。天も逆らうことができないほど以前からの法則があるために、ここに先天の説ができるのである。先天には定数《ていすう》があり、君子がその天命を知るにはこの定数によって天に聴《き》くのである。

これが後天の道であれば天地がそれぞれに関わりあい、人の力も関与してくる。何によってこれを明確に読み取ることができるかというと、歴代の国家の興亡《こうぼう》である。これを観察することによって人々の長寿と短命とを推《お》し図《はか》ることができる。国運《こくうん》は艱難《かんなん》をともなうことが多いものであるけれども、国が成立しなければ敗《やぶ》れることはない。歴代の国家の中で、商・周・漢・晋・唐・宋の相伝《そうでん》によると、これらの国運には全て中興《ちゅうこう》があった。このことに基づけば人道にも中興があるということになる。

そもそも消長には一つの理があるだけであり、小さくとも大きくともそれは同じことである。私は以前このことを康節《こうせつ》先生に聞いたことがある。すると、「一万里の大地に、四千年の間興亡《こうぼう》が続き、五百の王が位に就き、七十の国が開国したが、この中には人為によってなされたものが多かった。そのような中でなぜ中興されたものが数代しかなかったのであろうか。これは、道を知るものが少なく道を知らないものが多かったためである。道を知るものは、すでに人を得、さらに天をも得ているのである。人を得るものは天をも得ているからである。道を知らないものはその本《ほん》を知らないのであるから、当然その末も理解できない。初めから何も持ってはいないため、それを失う原因を理解することができないのである。身体や生命のことで言えば、世間の人々はその生命を愛さず、いつも誤りに耽《ふけ》っているが、これは人の道を知らないためである。」と先生は言われた。

もしこの道を明かにしようとしても、本当のところは語ることができないのであるが、語って証明することができなければ人々はこれを信ずることができない。そこで、この国運の盛衰のありかたを観察していく中から、人の道を考えていこうと思う。

では、国家の衰亡について考えてみよう。国家が衰亡していく理由には、人心が離れていく場合、国家の財産が底をついた場合、武力が弱くなった場合、柔軟な対応に失敗したことによる場合など、いろいろな場合があるだろう。これは人の健康不健康についても同じである。

国における人心とは、人においては神志のことである。神《しん》を使うものからは神は遠ざかり、神を休ませるものには神が住むことになる。生気の主は心にあるのであるから、これを元神として養うようにしなければならない。

また国における財産とは、人においては血気のことである。気は陽であり陽は神を主る。血は陰であり陰は形を主る。血気がもし衰えれば形も神も衰えることになる。営衛の気はほんの僅《わず》かであっても惜《お》しむべきである。

また国における武力とは、人においては剋伐《こくばつ》のことである。武器は凶器であり剋伐は危険な事態である。日々身心を傷つけてその元気を損なわずにすむような者はいない。元気を消耗することは厳《げん》に慎《つつし》むべきである。

また国における柔軟な対応とは、人においては疑いを抱くということである。今日はここに翌日はあちらにへつらって、穏当な〔中途半端な〕ことをやっていれば、いたずらに最良の時期を失い、変症がすぐ生じることとなる。いたずらに停滞し続けることがどれだけ人を害するものか理解できないのである。機会というものは正確に把え、速やかに行動しなければならないものなのである。

人の大数《たいすう》は先天を体とし後天を用とする。人身の興亡の変化もこの先天と後天に培《つちか》われまた覆《くつがえ》されて、あたかも人が自らは関わることができないかのようである。この先天とは何のことを言うのだろうか。《内経》には、『人が生まれて十歳にして、血気が始めて通じ、その気が下にあるため、走ることを好む。二十歳にして、気血が盛《さかん》となり、肌肉が丈夫になってくるため、走ることを好む。三十歳にして、五臓が大いに定まり血脈も盛満《せいまん》となるため、歩くことを好む。四十歳にして、臓腑と経脈が充分に盛となり腠理《そうり》が疏《そ》になり始めるため、坐すことを好む。五十歳にして、肝気が衰えるため、目が見え難くなる。六十歳にして、心気が衰えるため、臥《が》することを好む。七十歳にして、脾気が衰える。八十歳にして、肺気が虚するため、誤ったことを言う。九十歳にして、腎気が竭《かっ》する。百歳にして五臓六腑全てが虚し、神気の全てが去る、そのために形骸だけが残って死んでいくのである。』とある。これがいわゆる先天の常度であり天年と言われているところである。このような天界の常度は人それぞれに備わっている。

最近の人々は、知覚が生じてから後は、若い頃の強健さに頼って自分の身体を護るめに節制するということが何もない。人生の常度には限りがあるが、情慾には極まることがない。精気の生息には限りがあるが、精気を耗損することには極まることがない。この先天的に得ているものを消耗しながら、自分自身の常度《じょうど》を全《まっと》うして、天年を全うすることができる者が、百人のうちに何人あるだろうか。

自分自身を傷つけ損なうには原因がある。これは、その人自身がやっていることである。これに気付くことがよく言われているところの、後天的な節制の始まりなのである。このように考えていけば、自分を滅ぼすものは自分自身であり、自分を回復させて元気づけていくものも自分自身であるということがよく判るであろう。逆天《ぎゃくてん》の状況を自ら強いて求めるのでなければ、節制とはただ自分自身の本来の姿に戻るだけのことである。この自分自身の本来の姿を獲得することができれば、国運であれ人運であれ全て中興することができるのである。

明哲な者でなければこの全てを語り尽くすことはできない。しかし、このことが理解できないまま生活していれば、人生は落花《らっか》流水《りゅうすい》のごとく流れ去り、この人生から何も得ることができなくなる。いったん衰え始めれば、どんどん衰えていき止まることがない。よく心に命ずるべきである。

《易》に、何度も来復《らいふく》を語っているのは、まさにこのためなのである。「復」の道は、天にもあり人にもある。それは元気にあるのである。元気が傷られることがなければ、どうして衰敗を畏れることがあろう。元気がすでに損なわれているのであれば、ただそれを回復させればよいだけである。

よく見られる現代人の病気は、先ず元気が傷られて後に邪気がこれを侵したものである。これは経に、『邪の湊《みなぎ》るところ、その気必ず虚す。』とあるところである。これは、主客が相互に影響しあうということを示している。よく理解しておかなければいけない。この虚邪について述べてみよう。

情志が消散することは神に関わりがあり、神は心に主られていることから、情志が消散することは心との関わりが強いことが判る。

治節《ちせつ》が行なわれないのは気と関わりがあり、気は肺に主られていることから、治節が行なわれないのは肺との関わりが強いことが判る。

筋力の疲労困憊し易いことは血との関わりがあり、血は肝に主られることから、筋力の疲労困憊し易いことは肝と関わっていることが判る。

精髄の耗減は骨と関わりがあり、骨は腎に主られることから、精髄の耗減は腎との関わりが強いことが判る。

四肢が軟弱なのは肌肉と関わりがあり、肌肉は脾に主られることから、四肢が軟弱なのは脾との関わりが強いことが判る。

これらの内の一つを損なう段階は、まだ浅く、膚腠《ふそう》の段階に留まっている。これらの内の二つを損なう段階は、やや深く、経絡の段階にある。これらの内の三四を損なうと非常に深く、連なって臓腑に及ぶ。その初期の状態は非常に微妙であるが、未病を治すためには、事前に充分用心すべきである。そのために、人は中年の頃には、身体を充分調節し、その根基《こんき》を再び振るいたたせ、残りの人生を元気に過ごすようにすべきである。

ここであえて心得じみたことを言うのは、歴代の経験がすでに積み重ねられ、このことが検証されているからである。しかしこの、修理をするということも、語るのは簡単なことであるが、実行は難しい。国家を修めるのに、良臣を得ることが難しいように、身命を修めるにも、良医を得ることが難しいからである。しかし、古代より現代に至るまでの数千年来、この医学の全てを発揮し得たものはなかった。そのゆえに今私は言おう、「私が医者であれば彼もまた医者である。良医がなんと多いことか。医学とは語り難いものである。良医たらんとするものは、この医道の難しさに惑わされないようにしていただきたい。」と。

逆数論

私は以前より《易》を読み、さまざまな人々がこれについて語っているのを聞いた。過去を思い起こすことは順であり、未来を知ることは逆である。《易》はその意味で逆数を説いているのである。《易》に基づいてよく考え、その理を理解することができれば、それはそのまま天人の道を知り無《む》窮《きゅう》無《む》息《そく》の理を得たということであるが、これは逆数というものを理解して初めて可能になることである。

どうしてかというと、太極《たいきょく》が初めて分かれてから、両儀《りょうぎ》によって観察していくと、一つは動一つは静といった陰陽を見ることができる。陰陽の体《たい》は乾坤《けんこん》であり、陰陽の用《よう》は水火《すいか》である。乾坤が定《さだ》まればこれは互いに対応して交易《こうえき》する。その一つは上にありその一つは下にある。水火が動けば互いに流れ行き交《か》い変易《へんえき》する。その一つは降《こう》を主りその一つは升《しょう》を主る。このようにしてここに循環して止まることのない世界ができあがってくるのである。これをまとめて天道とし、これを散じて人道とする。《易》の義《ぎ》は非常に大いなるがゆえに、微妙な真理もそこに全て含まれているのである。

ここではとりあえず他の理論はさておいて、性理哲学《せいりてつがく》によって《易》の義を明確にしていこう。そこでは全て変易の数によって考えている。この変易の数というのはすなわち升降の数のことである。変易することに窮まりなければ、降る場合には升ることが主とならねばならない。これがいわゆる逆数の意味である。もしここで逆することがなければ、降《くだ》ることはあっても升《のぼ》ることはなく、流れることはあっても返ることはない。環《わ》のように循環していく大道は一体どこに、その根拠をおくことができるだろうか。逆することによって逆と順とが交わり変化し、陰と陽との対《つい》、熱と寒との対、升と降との対、長と消との対、進と退との対、成と敗との対、勤《きん》と惰《だ》との対、労《ろう》と逸《いつ》との対、善と悪との対、生と死との対といった逆と順とが、それぞれに変化して窮まるところがなくなるのである。このうち、逆によるものは陽によって生を得、順によるものは陰によって死を得る。

この意味を理解することができない者にあっては、伏羲《ふっき》の卦気《かき》の円図《えんず》の意味をよく考えていくことによって、自ずと明らかになっていくであろう。

陽盛の極《きょく》は、夏至《げし》の一陰に始まり、五・六・七・八と巽《そん》・坎《かん》・艮《ごん》・坤《こん》と経過していき、天道は西から右行《うこう》して、陽気は日に日に降っていき、万物は日に日に消えいく。これは皆な順数ということが

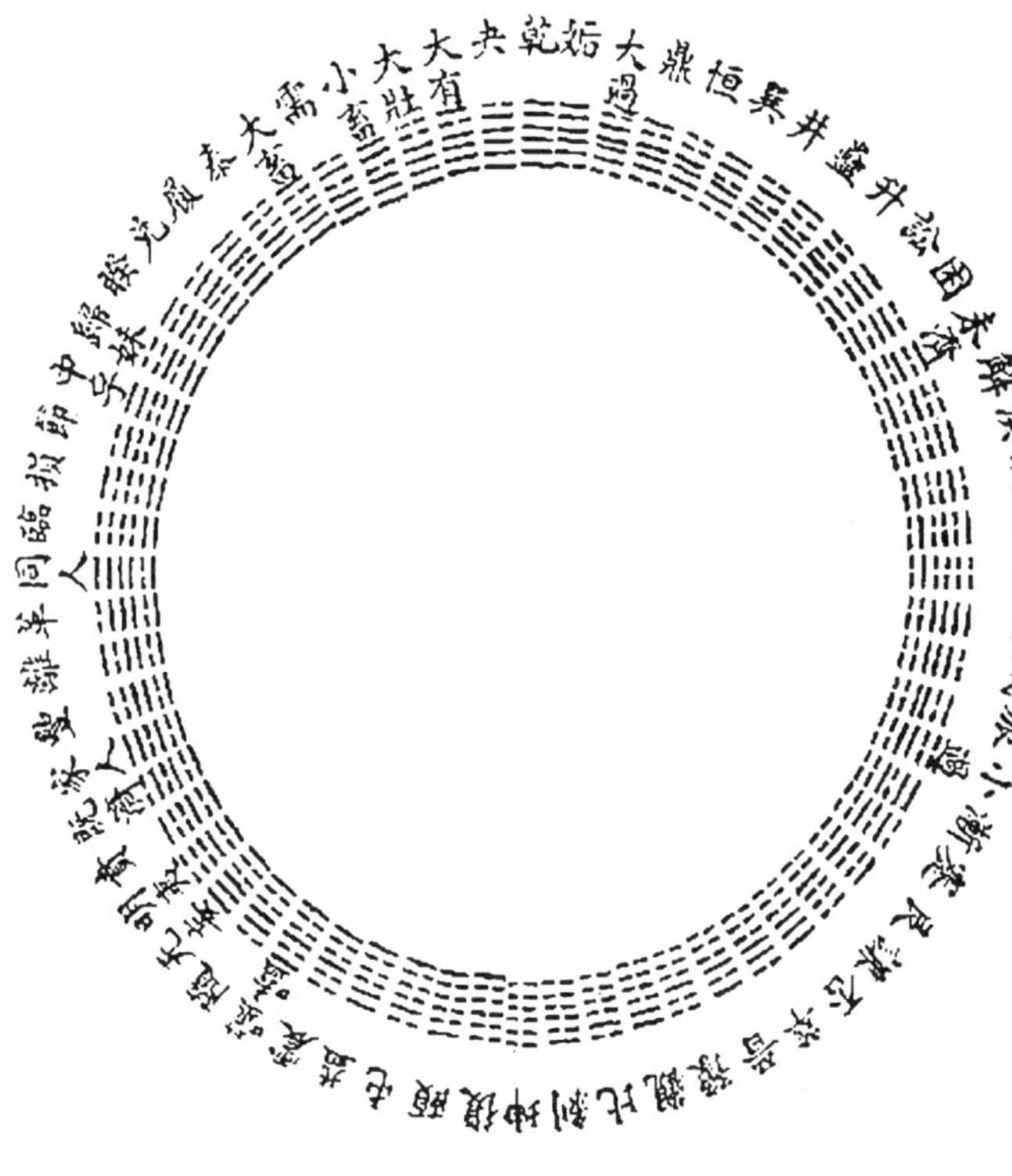

伏羲先天六十四卦円図

できる。順であるから徐々に気が去り、陰を得ることによって死の道を進むのである。

しかし幸《さいわい》にして、陰剥《いんはく》の極《きょく》に至《いた》ると、冬至《とうじ》に一陽来復《いちようらいふく》し、四・三・二・一と震《しん》・離《り》・兌《だ》・乾《けん》と経過していき、天道は東から左旋《させん》して、陽気は日に日に升っていき、万物も日に日に盛となっていく。これが逆数である。逆であれば気が集まり陽気によって生の道を得ることができるのである。

これが天道の纖細微妙なる理であり、本来のありかたなのである。

もし人道についてこれを言うならば、人道は天道に基づき、天心《てんしん》はそのまま人心《じんしん》であるということができる。天には陰霧《いんむ》があり日月《じつげつ》がそれによって曇《くも》らされるように、人には愚かさがあって聡明《そうめい》さがそれによって曇らされることがある。ゆえに順に従うことが多いものは、その人生が安易であることを喜び、安逸《あんいつ》なことを喜ぶものである。そして逆を避けることが多いものは、その人生が困難なものになることを畏《おそ》れ、労《ろう》することを畏れるものである。

しかし大人《たいじん》と言われる人を見るとそうではない。たとえば皇帝のように尊い人物でもないのに、皇帝のような行為を行なえば、それはただ安逸《あんいつ》で放縦《ほうじゅう》であるにすぎない。しかし尭舜《ぎょうしゅん》は（皇帝でありながら」、人の欲望は私《わたくし》し易《やす》く公《おおやけ》にし難《にく》く、道徳観は明らかにし難く曇り易いと繰返し反省した。凡人にそのようなことをする者があるだろうか。聖人のように知恵に溢《あふ》れているのでなければ、聖人のように労《ろう》することはなく、畏れることもないのである。孔子の抱いていた戒慎《かいしん》や恐懼《きょうく》をいつも心に留《とど》めおくことが、凡人にできるだろうか。

これらは他でもない、ただその時代の天功《てんこう》として人の極《きょく》を主《つかさど》るもの全てが、順に従えば人生に流されるので、順にあっても従わず、逆から逃げれば人生が全うされないので、逆にあっても逃げないということを知っていたのである。もし武士が逆から逃げれば、屈することはあっても伸びることはない。農民が逆から逃げれば、種はあっても収穫をともなわない。技術者が逆から逃げれば、粗末なものはできるけれども精巧なものを作ることはできない。商人が逆から逃げれば、財産を使うばかりで貯めることができない。

これを推《お》し広めて考えていくならば、修身斉家《しゅうしんせいか》を言い治国平天下《ちこくへいてんか》を言う者は、逆境にあって一歩を進めれば日々人生を成しとげることができ、逆境にあって一歩を退けば日々人生を見失うことになるということである。原因があって結果がある。この人生は非常に長いけれども、黄河の激流の中に岐立《きりつ》する砥柱《とちゅう》のように確《かく》たる意志を持とうではないか！　これが人道の係わるところである。

天について語ることも人について語ることも、全て生《せい》の道を語っているのである。この生を保つ道は医学において最も先進的である。医学において生を保《たも》とうとする場合、陽道を離れることはできない。逆数に背くことはできない。しかし、医学は円通《えんつう》を貴び執《と》われることがないのであるから、陰を全く考慮に入れないというわけではない。陰を正すことによって陽を守っていくこともある。順を全く用いないというわけではない。順を用いることによって逆を成すようにもっていくこともあるのだ。このように、性命の玄関は医学を第一とするのである。

しかし、医学界において有名な人物であっても、このあたりの事情に暗く、妄《みだ》りに邪説《じゃせつ》を唱《とな》えて代々伝えて今に至るものが多くいる。その説に従えば生を傷り、非常に深い害を残すことになる。これを軒岐《けんき》の道をさえぎる魔と言わずして、なんと言おう。ああ！　心ある医家はどこにいるのだろうか。もしそのような人と巡り合うことができたなら、ともに語りこの道をもっと深めていきたい。そして私の言の、正しいところと間違っているところをもっと明確にしていきたい。

反佐論《はんさ》

用薬処方には反佐の道がある。これは軒岐《けんき》の法の趣旨であり、治病においてもかなり重要な部分を占めるところなので、ここにそれを明確にしておく。

後世の医家は、借り物の理論ばかり多くて不変の理を混乱させ、それまであった理論をおとしめるだけでなく、後世にまでその害を及ぼしている。これはどういうわけなのだろうか。この理由をよく考えてみたい。

《内経》では、『奇方《きほう》を用いて去らざれば偶方《ぐうほう》を用い、偶方を用いて去らざれば反佐を用いる。寒・熱・温・涼の処方を用うる場合に、一般的な方法に反してその病気の性情と同じものを用うるのである。』と語り、論治について明確にしている。これが先ず基本になる。病気には微甚《びじん》があり、また真仮《しんか》がある。先ず奇方と偶方とを用いて正治し、正治によっても治らなければその後で反佐を用いて治療していくのである。反佐を行なうということは、やむを得ない場合の処置として行なうのである。

また経に、『微なるものはこれに逆し、甚だしきものはこれに従う。』とあり、また、『逆すとは正治のことであり、従うとは反治のことである。』とある。正治とは、寒証の病気を治療する場合に熱薬を用い、熱証の病気を治療する場合に寒薬を用いて治療するというように、その病情とは逆の性質の処方を用いて治療することであり、反治とは、寒証の病気を治療する場合に寒薬を用い、熱証の病気を治療する場合に熱薬を用いて治療するというように、その病情と同じ性質の処方を用いて治療することであると言っているのである。また、熱薬を用いて寒証の病気を治療する場合に、もし熱薬を受けつけなければ、反佐の法を用いて寒薬を服用させ、その逆に、寒薬を用いて熱証の病気を治療する場合に、もし寒薬を受けつけなければ、反佐の法を用いて熱薬を服用させて、治療することがある。この方法が反佐の法であり、どうしてもやむを得ない場合にのみ使用する便方である。

また経に、『熱には寒に因《よ》りて用い、寒には熱に因りて用いる。』とあるが、王太僕《たいぼく》はこれに註《ちゅう》して、『熱には寒に因りて用いるとは、大寒が内に結している場合は熱薬を用いて治療すべきなのであるが、もし寒が非常に強いために熱を外に追いやって熱薬を受けつけなくなっているような場合は、熱薬を冷やして服用させる方法のことである。このようにすると、冷えた熱薬は喉を下りていくうち徐々に温まり、その本来の熱性を発するため、大いに治療効果が上がるのである。これを熱因寒用の法と言う。

寒には熱に因りて用いるとは、大熱が中にある場合に、寒薬を用いてこれを攻めようとしても寒薬をうけつけず、そうかといって熱薬を用いてこれを攻めると反って病状が増悪するような場合に、寒薬を温めて服用させる方法のことである。このようにすると、薬が腹中に入っていくにしたがってその熱気が徐々に消えていき、その本来の寒性を発するため、大いに治療効果が上がるのである。その使用方法によって調和を重んじつつ、病状をも緩解させていくのである。これを寒因熱用の法と言う。』とある。これらは皆な《内経》に言うところの反佐の意味である。

この外にも、張仲景が少陰の下痢を治療する際、初めに白通《びゃくつう》湯を用いたのは、正治法であり、継《つ》いで煩があるところから、白通加猪胆汁湯《かちょたんじゅうとう》を用いているのは、反佐の法と言える。また、霍乱《かくらん》して吐痢し脈微でいまにも絶えそうなものを治療する際、初めに四逆湯を用いるは、正治法であり、継いで発汗して少し煩があるものに、通脈四逆加猪胆汁湯を用いているのも、反佐の法である。またとえば、薛立齊《せつりっさい》が韓州同《かんしゅうどう》の労熱を治療した際の方法や、私が以前王蓬雀《ほうじゃく》の喉痺《こうひ》を治療した際の方法は、皆な反佐の法である。

しかし、現在の諸家が言うところの反佐の法はこのようなものではない。これからは現代の諸家が尊んでいる医家の方法を挙げ、それについて論じてみよう。

たとえば近代の医家が宗とし法とするものに丹渓《たんけい》の書がある。その朱丹渓が呑酸《どんさん》を治療する際には炒黄連《さおうれん》を君《くん》とし呉茱萸《ごしゅゆ》を佐《さ》とする〔左金丸〕のが常である。また心腹が痛むものを治療する際には、山梔子《さんしし》を倍加して炒乾姜《さかんきょう》を佐とするとよいと言っている。このように寒薬を君とし熱薬を佐とするような処方の構成は、私には理解できない。もしその症状が熱によって出ているものなら冷やせばよいだろうが、どうしてさらに呉茱萸や生姜《しょうきょう》といった熱する薬を用いるのだろうか。もしその症状が寒によって出ているものなら熱せばよいだろうが、どうしてさらに黄連や梔子《しし》といった冷やす薬を用いるのだろうか。その病状が軽く、行散《ぎょうさん》の剤として用いるのであれば、あるいは効果が現われることが全く無いとは言えないだろうが、その病状が重いのに、日々状態が悪くなっていく理由も、寒邪によって侵されているのか熱邪によって侵されているのかも判らず、その病状に対する考え方も矛盾したまま、コロコロとその基本姿勢を変えていって、誤治をしないということがあるのだろうか。その上、このように処方内でもその作用が矛盾していて、効果がある方剤と効果が見込めない方剤とを投与しようというのではなおさらである。その疾病の原因を理解できないので、熱薬を用いたり寒薬を用いたりするのである。また、病状と方剤の寒熱が同じか違うかを判断できないので、その病気に対して真の見解を持つことができず、寒熱両方の見解を持ったまま治療していくことになるのである。これが医家における病の最たるものであり、自分自身を深く反省しよく戒《いまし》めなければならないところである。

ある人がこう語った、「熱によって寒を導き寒によって熱を導く方法は、《内経》における反佐の法と言っていいのではないでしょうか。人々はそれをよかれと思って服用しているのに、あなたがこのことについてとやかく言うのは問題なのではないでしょうか。」私は答えて言った、「この反佐の方法は、非常に微妙な問題を含んでいるのです。良ければその詳細をお聞きください。」

ここにその詳細を述べていこう。

反佐の法は病気を治療する際非常に権《けん》〔力〕のある方法である。儒者には経権《きょうけん》というものがあるが、医者にもまた経権がある。この「経」というのは日常的に用いられる法則のことを言うのであって、この法則を用いるということはその理が正しいためである。また「権」とはその法則を自由自在に用いることであり、権を用いるのはその事件に対して仮に用いるのである。このように、「経」と「権」とではその用い方においてそれぞれに特徴がある。この理は非常に深いので、借り物の理論では通用しない。

処方を用いる際の反佐の法は、権を用いる方法である。しかしこれは必ず、正治を用いて効果が得られない場合に用いるべきである。もしそうではない場合であっても、ただ仮の処置として用いるべきである。病気に対する正式な処方ではないからである。

ではどのような状況のときに反佐の法を用い、どのような状況のときに反佐の法を用いるべきではないのであろうか。それは、正治を施して効果がなければ反佐の法を用い、病人が正治による方剤をうけつけないときに反佐の法を用い、火が極まって水に似る真熱仮寒《しんねつけかん》の状態のものには反佐の法を用い、寒が極まって反って熱するような真寒仮熱《しんかんかねつ》の状態のものには反佐の法を用いるとよい。

真であれば真をもって応じ、仮であれば仮をもって応ずるという通り、正治法と反佐の法を用いる方法とは、このように区別すべきである。もし仮証《かしょう》であっても方剤が格拒《かくきょ》されることがなければ、当然正治法を用いるべきであって、反佐の法は用いるべきではない。常道から外れた方法を用いるべきときではないのに用いるのは、理にもとり常道に反する行為である。反佐の法を用いるべきではないのに、反佐の法を用いると、邪気を造生《ぞうせい》させて正気を衰えさせることになる。絶対に混同してはいけない。

このように軒岐が示す反佐の法を常道として把え、さらに新たに「経」と「権」の道を創造していくべきなのだ。

しかし後世行なわれた反佐の法は非常に混乱したものでしかなかった。それらは、清濁を分かつことができないもの、疑似の判断ができないもの、寒熱を併用するもの、攻補を兼ね施すものが用いるところとなり、さらにひどいものにあっては、広くどのような病気にでも投薬できるような薬を用いるのである。そのような者たちは、非常に悩んだとしてもその考えの甘さのために治療は失敗に終るのである。そこで多くの医家は口をそろえて言い訳し、なぜそのようになったのかということを考えようともしないのだ。

医療というものは難しいものである。医の道の真を失なってから現在に至るまで、非常に長い年月が過ぎてしまった。できうるならば、この真の道を聞くことのできる人と出会い、ともに真実を求めるこの道について語り合いたい。これが私より後にこの道に入る人に望むことである。ただそのために、この愚昧《ぐまい》なる文章を書き記しているのである。

この項で挙げた仲景の治法は《傷寒論》に載っている。薛立齊《せつりっさい》が韓州同《かんしゅうどう》を治療したという記録は虚損門に載《の》せている。私が王蓬雀《おうほうじゅく》を治療した記録は喉痺門に載せている。

升陽散火弁《しょうようさんか》

およそ火を治療する方法として升陽散火の方法がよいと語るものがあり、また滋陰降火《じいんこうか》の方法がよいと語るものがある。そもそも火は一つであるから、升陽散火であっても滋陰降火であっても、どちらでも火を治療することはできる。升陽散火は人体の陽気に注目して語っている言葉であり、滋陰降火は人体の陰気に注目して語っている言葉である。それでは升陽散火と滋陰降火の方法を混用することはどうか。理《り》にもとることではないのだろうか。

どのようなものに対して升陽散火の法を用いるべきで、どのようなものに対して滋陰降火の法を用いるべきなのだろうか。これを弁別して用いる方法があるだろうか。これは古来より問題とされていた部分であり、古来より意見がまっぷたつに分かれているところである。しかし今に至るも私は、これについて明確な解答を得たことがない。

火による病気には陰から発生するものがあり、陽から発生するものがある。陰から発生するものは火が内部から生じたものであり、陽から発生するものは火が外部から入ってきたものである。火が内部から発生したものは五内の火と言い、清降すべきものである。火が外部から発生したものは風熱の火と言い、升散すべきものである。

現在の医家は火証を診る際、表裏を分けることがない。そして必ず木火同気を語り、動ずれば風熱であると言って、升陽散火の法を用いることが多い。ああ！　その言は理に近いようでいてなんと遠いことか。私の理論とどちらを非とすべきだろうか。理を極めてもいないのに、混同を行なってよいものだろうか。

風熱の意味には二説ある。風によって熱が生ずるものと、熱によって風が生ずるものとである。風によって熱が生ずるものは、風寒が外に肌表を閉ざしたため、火は中に鬱《うつ》することになる。これは外感によっておこった陽分にある火と言い、風を本《ほん》とし火を標とする。熱によって風が生ずるものは、熱が極まって陰を傷り、火が生じて外に出たものである。これは内傷によっておこった陰分にある火と言い、火を本とし風を標とする。

経《きょう》に、『病を治すには必ずその本を求む。』とある。もし外感によっておこった火であれば、先ず風を治療すべきである。風が散ずれば火も自然に治まる。升陽散火の法を用い、滋陰降火の法は用いないのである。内傷によって生じた火であれば、先ず火を治療すべきである。火が治まれば風も自然に治まる。滋陰降火の法を用い升陽散火の法は用いないのである。もしこれに反して外感の邪であるのに滋陰降火の法を用いれば、閉ざされている肌表《きひょう》がますます固く閉ざされていく。また内傷によって生じた火であるのに升陽散火の法を用いれば、その火が燎原の火のように広がっていくことになる。内因によるものと外因によるものにはそれぞれ固有の脉証があるので、詳細に観察し、判別していけばよい。

方書《ほうしょ》を見ると、頭目・口歯・咽喉・臓腑など陰火の証の所見が見られるものを全て風熱によるものとし、升陽散火の法と滋陰降火の法とを併用し、また従治《じゅうち》と逆治《ぎゃくち》とを同時に行なうことが多い。これで不安にならない者があるだろうか。升と降とは互いに阻害しあい、従と逆とは互いに相手を忌むのではないのだろうか。

経には、『高いものはこれを抑え低いものはこれを挙げ、寒はこれを熱し熱はこれを寒す。』とあり、また、『内に生じた病気は、先ずその陰を治し後にその陽を治す、これに反すれば病ますます甚だし。陽に生じた病気は、先ずその外を治し後にその内を治す、これに反すれば病ますます甚だし。』

とある。これは永遠に変ることのない真理である。ゆえに私が処方を立てる際には、抑えるべきものであればそのまま滋陰降火の法を行ない、挙げるべきものであればそのまま升陽散火の法を行なう。そのため効果が現われることが速く、いたずらに病気を長引かせることがない。これは、ただその真実の病体を把握することが速いというだけのことである。

ところが最近の医者は軽い病を重くし重い病を危険な状態にまでもっていく。そうこうするうちに年月を重ね、日に日に病状は重くなり、最後には救いようのない状態にまでなっていくのである。このような事態に陥る理由は、両極端のものを弁別もせずに両方同時に用いようとするためなのではないだろうか。明敏な者はこのことをよくよく深く考えていくべきである。

夏《か》月《げつ》伏《ふく》陰《いん》続論

夏期になると陰気は伏して内にある。これは本来、天地の間における陰陽消長の理である。しかし丹渓がその本来の意味から離れてこの論を用いたため、この論までもが人々に疑われるようになってしまった。

朱丹渓がどのように語ったのかというと、「人と天地とは同一の消長関係にある。旧暦の十一月には一陽生じ、陽が初めて動く、旧暦の一月には三陽生じ、陽が初めて地に出る、これは気が升るということである。旧暦の四月には六陽生じ、陽は尽く上に出る、これは気が浮くということである。人の腹は地に属す。気はこの時期になると肌表に浮いて皮毛に散じ、腹中は虚す。世に言うところの夏期になると陰気が伏して内にあるという状態となる。ここでいう陰の字には、虚という意味がある。これをもし陰涼ととるなら、大きな誤ちとなる。この時期には陽が浮いてきて地上におよび、世の中は非常に暑くなって、燔灼《ばんしゃく》焚燎《ふんりょう》・流金爍石《りゅうきんれきせき》するのであるから、陰冷の残っている場所はない。そのような時期に妄《みだ》りに温熱薬を投ずれば、実を実せしめ虚を虚せしめることになること疑いない。」このように、丹渓は夏期になると腹中が虚すといったが、これはもちろん間違いではない。しかし、腹中が陰冷するということを否定し、夏期に温熱薬を服用することを否定する段に至っては、私はそれを問題にしないわけにはいかないのである。

では私はこのことをどのように見ているのかというと。

そもそも天地の道には陰陽があってそれがただ消長するという形で変化していくだけのことである。一方が来れば一方が往き、一方が升れば一方が降るのである。このようにして造化の機会が互いの間に蔵され、機能していくのである。経《きょう》に、『陰は寒を主り、陽は熱を主る。』とあり、また、『気実すれば熱し、気虚すれば寒《ひ》える。』とあるのは、この陰陽の一般的な性質のことである。

ここでは、夏期、陽気が全て外に浮いて陰気が内に伏している状態について語っている。もし陰気が盛《さかん》であれば陽気は衰える。これが寒でなくて何だろうか。陽気が外に浮けば中焦に気が虚す。気虚はすなわち陽虚なのであるから、これが寒でなくて何だろうか。このような考え方が不変の真理なのである。これを最も明らかに現しているのが、井泉《せいせん》の水である。陰暦の冬である十月・十一月・十二月の三ヵ月間は非常に寒いけれども、井泉の水は温かい。盛夏の時期は外は炎熱状態だけ

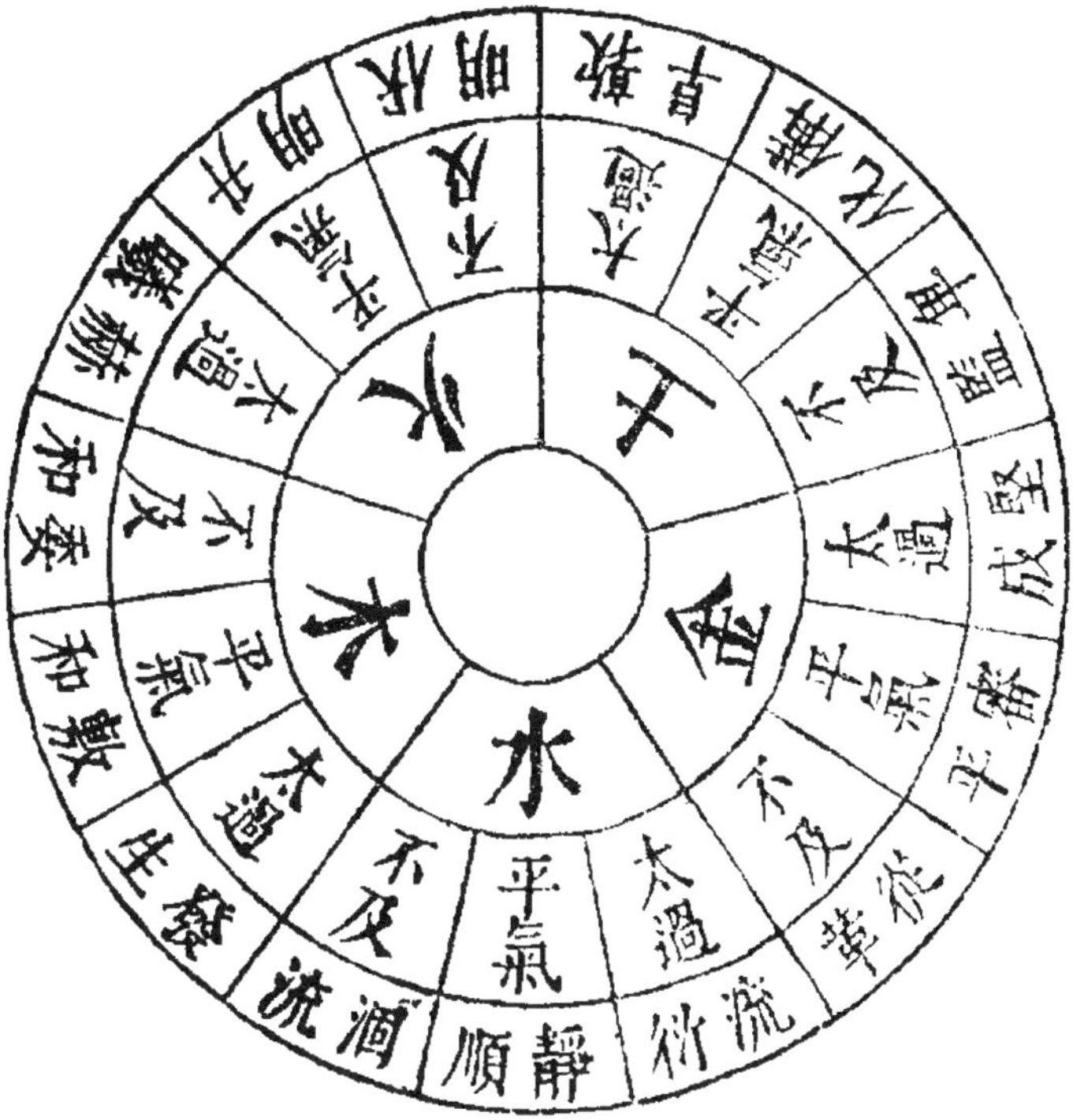

五運三気之紀図

れども、井泉の源は冷えている。ここに外寒内熱と外熱内寒の意味が明確になる。これは毎年同じように起こる現象であり、その時期に常見《じょうけん》される主気《しゅき》によるものなのである。

主気と異なるものとして、客気《きゃくき》がある。天は五気を周《めぐ》らし、地は六気を備えている。寒温が順に入れ変り、気の状態も異なってくる。伏明《ふくめい》の紀には寒清が非常に多くなる。卑監《ひかん》の紀には風寒が起こり易くなる。堅成《けんせい》の紀には陽気が陰によって治められて化す。流衍《りゅうえん》の紀には寒が物を化して、天地は堅く凝結する。太陽の寒水が天を司る時期には、寒気が下り寒清が盛になる。太陰湿土が天を司る時期には、地は陰を蔵し大いに冷える。その他もこれにならっておこる。この客気は冬であろうと夏であろうと、その季節とは異なる気を引き起こして、人々を病気にさせる気である。季節における気は、このように非常に複雑なものである。にもかかわらず、ただ単に夏期は暑いという理由だけで、寒が存在しないとし、温熱薬の服用を禁ずることを、正論とすることができようか。

また、伏陰という言葉は本来、陰陽を寒熱によって対応させて考えているのだが、この陰の字を虚として把え、夏期、陰が伏している時期は虚が多く、冬期、陽が伏している時期は虚が少ないと言えるのだろうか。さらに、もし夏期に温熱薬を服用することを禁ずるのであれば、冬期には寒涼薬の服用を禁ずるのであろうか。

四季に起こる病気を見ていくと、盛夏には吐瀉することが多く、盛冬には瘡や疹が現われることが多い。これは、冬期には内熱が多く、夏期には中寒が多いということを示しているのではないだろうか。このように、夏期にも熱証も寒証もあり、冬期にも実証も虚証もあるのである。その季節により証によって治療に対する考え方が決定するといっても、最も大切なことは今のその病状がどうなのかということである。

このように、夏期に陰が内に伏するということの意味は、天人が同じ気の中にいるということであり、非常に重要な意味を持っているものである。しかし疾病を深く理解する場合には、その意味をよく理解し、深く考えていくべきである。丹渓の論がもし理にもとるものであるなら、それに従う必要はないのである。私がこのような論を示さなければ、丹渓の論はいまだに受け入れられていたことであろう。

最近、徐東皋《じょとうこう》なる輩《やから》が現われ、丹渓の説を引いて語っている。「夏期には寒は無い。世の人々はよく考えもしないで温熱薬を用いているが、これは世間の通弊《つうへい》でしかない。もし夏期の陰が伏する時期に温熱薬を服すべきであり、冬期に陽が伏する時期に寒涼薬を服すべきであると言うのであるなら、孟子《もうし》が冬に湯を飲み夏に水を飲んだということは、どう理解すればよいのだろうか。」と。

ああ、これは公都子《こうとし》の論法である。一つのたとえをたまたま借りて語っているに過ぎない。この場合の孟子の言葉は、陰陽をよく分析して深く考え、それを説明するために発しているものではない。にもかかわらず徐氏は曲解して引用し、これによって自説を証明しようとしている。経文の内容について、考えようともしないのである。これは《易》の義と全く異なるものである。

《内経》には、『陰中に陽あり、陽中に陰あり。』とあり、『寒は極まれば熱を生じ、熱は極まれば寒を生ず。』とあり、また、『陰が重なれば必ず陽となり、陽が重なれば必ず陰となる。』とあり、『相火の下、水気これを承《う》く。君火の下、陰精これを承く。』とあり、『これら全ては陰・陽・表・裏・内・外・雌《し》・雄《ゆう》が相互に関係しあっている。ために天の陰陽に応じているのである。』とある。

また《周易》の両儀《りょうぎ》についての解説には、『陰があれば必ず陽がある。両儀にして四象《ししょう》あり、陰陽の中に復《ふたた》び陰陽がある。「泰《だい》」〔八卦《はっけ》のうちの地の卦が上にあり天の卦が下にある、六十四卦の一つ〕の義は、内は陽であり外は陰、君子の道長《みちちょう》じ、小人《しょうじん》の道消える。「否《ひ》」〔八卦のうちの天の卦が上にあり地の卦が下にある、六十四卦の一つ〕の義は、内は陰であり外は陽、小人の道長じ、君子の道消える。』とある。

これらの言葉から見ると、丹渓の論や東皐の引用による証明は、どれも私が信を置くことができないものである。そのゆえに続論としてここに、記載した。

陽不足再弁

天地陰陽が化生《かせい》するということは、人々の性命《せいめい》の根本を日々生《しょう》ぜしめるということである。人々の性命を補救《ほきゅう》するための妙用《みょうよう》を把握するということは、自分の道を天の大権の代理人とするようなものなのである。ところが、もしこの理を真に理解することができなければ、湯に氷を加えて用いたりして、人々に反って損害を与えてしまうことになるということは、言うまでもないことである。

私はこの道を志してより朱丹渓の「陽有余陰不足の論」を読んできたが、どうしてもその考え方に納得することができなかった。三十才になった頃から徐々に疑いと信用が半々ほどになり、四十才になった頃に始めて、それが大いなる誤りであると理解できた。そのため私は《類経》〈求正録〉の中で附録として〈大宝論〉という一篇を設け、その誤りを指摘し人々に知らせようとした。しかしその見解はまだまだ浅く、私の言葉もまだ偏っていたり足りない部分が多かった。そのゆえに後世に害を残すことを畏れ、いつも疑問を抱きながらも、高明《こうめい》な人物がこれを正すことを長い間望んでいた。心ならずも《類経》は版を重ねること数版、しかしその篇を削除することはしなかった。

ただ明賢《めいけん》なる人物が現われることを信じ、密《ひそ》かに心を慰めてきたのである。

そしてこの丙子《ひのえね》の夏、始めて神交《しんこう》の一友《いちゆう》を得ることができた。彼は私にいくつかのことを教えてくれた。その姓氏を聞いたところ三呉の李氏ということであった。彼はその《指南》を誦読《しょうどく》して、「陽は常に有余し、陰は常に不足するというのは、朱丹渓が立てた確かな論です。しかし、あなたは彼の論に対して、陽は常に不足し陰は常に有余すると言われました。どうしてこのように、真っ向から反対のことを言われるのでしょうか。あなた自身が良しとする所はそれで良いですけれども、どうしてそこで自分の論を強張して、自分自身をさえも幻惑するようなことをされるのでしょうか。そもそもあの内容とは別のところに、真実があるのではないでしょうか。今はあまり余計なことを言わず、どちらが正しくどちらが誤っているのかということを考えていきましょう。人の成長過程について考えていけば、その是非はすぐに見えてきます。たとえば、人が生まれてから、男は十六歳で精が始めて通じ、女は十四歳で月経が始まります。衰え方は、男の精が竭《かつ》するのは六十四歳で、女の血が浄《きょ》まるのは四十九歳です。このように精と血はすでに去っているのにすぐさま死ぬわけではない理由は、ただ気が存在するからです。気は陽であり、精血は陰です。精血は気の後にやって来て、気より先に去っていきます。精がすでに無くなっているのに気はまだあるのですから、陰は常に不足して陽は常に有余するということの、証明となるのではないでしょうか。このように考えていくと、先賢が言われたことはやはり確かな真理であり、あなたが語ったことはやはりあまりに安易であったと言えるのではないでしょうか。」と語った。

私はこの説を聞いてますます悲嘆《ひたん》にくれた。この言を悲しむ理由は、それが人々に理解し易い言葉で独善的に語られ、私の説を根本的には批判してはくれていないからである。これでは紫のものも朱《あか》いとし、理《り》を乱す本《もと》となってしまう。これを問題とせずに放置すれば、人々が長い悪夢から醒《さ》めることができなくなってしまう。性命は非常に貴重なものなので、私はこのような説が横行するのを悲しまないことはできないのである。けれども、この悲しみは、実はそのまま喜びでもある。これを喜ぶ理由は、道がますます精緻《せいち》となることであり、あくまでも《経》を追究していけば、最後にはその正しさをはっきり理解することができるからである。私は幸《さいわい》にもこの説によってその端緒を啓《ひら》くことができ、この惑《まど》いを解くことができた。これを私は非常な喜びであると思う。それでは、李氏の言に対して分析を加えていきたい。

精を陰とし、気を陽することとは、間違いではない。しかし、その観点が非常に狭いため、全体を見渡して判断することができないのである。精はそもそも水であり、水はすなわち陽であるということが理解できないのだ。もし水と火とで語るなら、水は真に陰であり、火は真に陽である。もし化生によって語るなら、万物の生は全て水から始まる。先天であろうと後天であろうと全てはここに基づいているのである。その上で、水は陽が化したものと語ることができるのである。どうしてだろうか。

水は五行においては一天に生じ、六気においては太陽に属する。水は陽に発するのである。これでも水は陰であると言えるだろうか。さらに、人身における精が、盛《さかん》であれば陽〔男根〕が強く、衰えれば陽痿《ようい》となる。これでも精は陰であると主張できるのだろうか。また養生家においては純陽を重んずるけれども、この純陽の陽とは精のことである。精がポタポタ洩《も》れ出るような状態のものが、陽気に満たされているとどうして言えるだろう。これでも精は陰であると主張できるのだろうか。

また仙丹《せんたん》の書に、「陽が分かれきらなければ死ぬことはない。陰が分かれきらなければ仙人となることはない。」とあり、さらに、「仙人は必ず純陽である」と書かれている。もし李氏の言うとおりであるならば、陰である精をどんどん泄らしていけば、仙人になり易くなることになる。しかし、そんなバカなことはあり得ない。このように李氏の見解は、陰陽のごく一部だけを見て陰陽の全てを見てはいないものなのである。

陰陽の道の大綱《たいこう》として言えば、その位〔位置・場所〕は天地に育つ。綱目《こうもく》として言えば、縷析秋毫《るせきしゅうごう》の大いなるものから小さなものに至るまで、全てに向かってそれらを化していく。もし清濁を対応させて言えば、気を陽とし精を陰とすることも、陰陽の一つの綱目となる。もし生死の集散という観点から考えていくならば、精血は陽から生じ、気は陽を得てはじめて活動でき、陽を失なって死ぬ。これが性命の化源ということであり、これが陰陽の大綱である。

人の生を草木に例えてみよう。草木は初め苗から生じ、継いで枝葉を生じ、さらには花実を生ずる。それから枯れていき、花実が落ちて枝葉が残り、徐々にしなびていく。このように草木には盛衰する時期があるため、生・長・化・収・蔵という言葉によってその時期その時期の状態の違いを表現しているのである。人の生もまたこれと同様、初めに赤子として生まれ、継いで精血を生じ、さらには男と女とを生ずる。そして老いていき、精血が去り形が残り、徐々に死を迎えるにいたる。このように人生の盛衰にもまたその時期があるため、生・長・壮・老・已《い》という言葉をによってその年代の違いを表現しているのである。

ここから理解することができるように、幼少の時期から老齢に至るまで、生あるものは必ず精気を主としている。であれば、一生の生気はやはり陽気を主としているのであり、そこに、初期か中期かといった違いがあるだけのことである。もし人の生が最も充実している時期を陰が最も盛な時期であるとするならば、花果がなっている状態が草木の陰が極まっている状態であると考えることになる。また枝葉が枯れきっていなければ、草木の陽気がまだ残っていると考えることになる。

人の陽気は、百歳で内にある天年を尽したことになる。しかし現代においては天年を尽してから亡くなる人の数がどれほどあるだろうか。百歳にも至らずして死んでいく人々は、全てその生気が及ばなかったと見ていいのではないだろうか。であるならば、どうして陽が有余するなどと見ることができるだろう。陽が強ければ長寿となり、陽が衰えれば短命となるのである。陽が有余しているなどと語ることができようか。得難《えがた》くして失い易いもの、これが陽である。失ってしまえば復《ふく》し難いもの、これが陽である。陽が有余するなどということは、有り得ないのである。《霊枢・天年》に、『人生百歳にして五臓皆な虚し、神気皆な去る。形骸独り居りて終るなり。』とある。この形は陰であり、神気は陽である。神気が去って形がまだあるということは、陽が常に不足するためである。にもかかわらず陽は常に有余すると言うのはどうしてだろうか。

精気の陰陽について、分けて言うことのできる部分もあるが、分けて言うことのできない部分もある。分けることのできるものは、前に言った清濁の対応関係などである。分けることのできないものは、修煉家《しゅうれん》が精・気・神を三宝《さんぼう》と言って貴ぶような場合である。先天の気は、神に基づいて気と精を化し、後天の気は、精に基づいて気と神を化す。この三者の化生は互いに根差しており、本来同一の気である。このためこの精・気・神の三者を分けることができないと語るのである。ゆえに、精を治療することが上手なものは、精の中の生気を動かして気を治療し、気によって精を生じさせる。ここにも自然に、分けることができるものと分けることができないものとの間の妙用が、考えられているのである。

また、寒熱の陰陽などは、明確に分けていかなければならないものである。寒の性質は氷ののようなものであり、熱の性質は炭のようなものであり、氷と炭とでは互いに譲り合うことがない。そのため、決して混同して用いることができないのである。

だから私は、「精気の陰陽は分けて考えてはいけない。寒熱の陰陽は混同して考えてはいけない。」と言うのである。これは医家の先ず第一に考えておくべき、法である。この精血の陰陽とは、先天的な元気のことであり、寒熱の陰陽とは病気を治療する際の薬餌《やくじ》のことである。

ところが現在では、常に不足することを畏れるべき元陽を有余と把えて火と言い、生気を傷るような苦寒の薬を補剤と考え、それを用いて滋陰剤としているのである。ああ！　牛山《ぎゅうさん》の生気でさえも有限なのに、窮《きわ》まりない陰剥《いんはく》に誰が耐えることができようか。黄連を服用した幼児の訴えをまともに聞いた者が、この四百年間あっただろうか。非常に優秀な人物である朱丹渓でさえもこのようなことを言っているのであるから、それ以外の人々は推《お》して知るべきである。古人は、「聖人の書でないならば読むべきではない。」と言っているが、これこそまさにその最たるところのものである。

天地陰陽の道は自然に和平をとるのが本来の姿である。もし少しでも平ではないところがあるなら、災害をおこすようになる。このように考えるならば、私が語っている、陽は常に不足するという論も、一つの偏った見方にすぎない。しかし丹渓の補陰の説の誤りに対して一言しなければ、万世にわたる生気を救うことができなかったために、このような言い方をしたのである。

人の重んずべきところのものは生である。何によって生きるのか。陽気である。陽気が無ければ生は無い。もし長生きをしようとするならば、この陽気を宝として大切にし、陽気が欠けることのないよう、日々気をつけていかなければならない。このように全ての人々が心がけてくれるならば、私が陽は常に不足すると語ったことも、ただ性命を惜しむ者の単なる杞憂《きゆう》ということに治まるであろう。

もしこの論を再び否定するような言辞をなすものが現われたならば、明賢なる者が再び論破してくれることを祈っている。

小児補腎論

王節齊《おうせっさい》は、「小児には補腎の法は無い。小児は父の精を稟《う》けて生まれ、男子は十六歳になって始めて腎が充満する。もし既に充満した後、妄《みだ》りに用いて腎精を虚損させたならば、薬を用いて補うことができる。もし受胎のときすでに先天が不足していれば補うことはできない。先天的には足りているならば当然補う必要はない。」と語っている。この言葉には非常に大きな誤りが隠されている。

男女の精が妙合《みょうごう》して凝結し、両精が合して始めて形ができあがる。ここでできあがる形が精である。精はすなわち形であり、精を治療すれば形を治療することができ、また逆に、形を治療すれば精を治療することができる。人の年代の初期と中期とでは、その精の強さには盛衰がある。生まれたての頃に身体はすでに出来上がっているとはいっても、その精気はまだ豊富ではない。女子は十四歳で男子は十六歳で天癸《てんき》が至り、精が盛《さかん》になってくる。天癸が至る以前は、精はまだ盛にはなっていない。しかし、精がまだ盛になってはいないという理由で、そこに精が無いとは言えない。

精はまた至陰の液である。十二臓によって生化されたものを腎が蔵しているに過ぎないのであって、腎だけからできているわけではない。《素問・上古天真論《じょうこてんしん》》に、『腎は水を主り、五臓六腑の精を受けてこれを蔵す。』とある。これによって、精の源がただ腎だけにあるわけでは無いということを理解しなければならない。王節齊はこれを誤解して、精の源はただ腎だけであると考えていたわけである。

もし腎精がまだ泄れ出ていないからという理由で腎を補うことができないというのであれば、五臓の精が、先天的に虚していたり、後天的に虚せしめられたりした場合、それが外に泄れ出ていないから補うことができないと言うのであろうか。

そもそも小児の精気が未だ盛になり難い理由は、後天の陰気が不足しているためである。父母に色情が多かったため水が虚し、先天の陰気が不足しているからである。陰虚の本を治療するということを知らなければ、どうして人為によってその本元を調え、化精することを助けることができようか。これは最も根本的な理である。深く理解していただきたい。

小児の病気を例にとってこれを論じてみよう。小児の病で最も多いものは、驚風《きょうふう》の類である。この驚風が起こると、角弓反張《かくきゅうはんちょう》・戴眼《たいがん》〔眼睛が上に上って動かなくなっている病気〕・斜視・抽搐《ちゅうちく》などの症状が現われるが、その原因は総て筋肉がひきつることによるのである。つまり血が筋を養うことができないために筋がひきつるのである。真陰が虚損するために血虚が起こるのである。これは水が衰えているということの明らかな証拠ではないだろうか。

腎は五液を主るにも関わらず、血は腎に属するとは言わないが、これを私は理解できない。肝腎の病を同一のものとして治療すると言いながら、このように筋の病気が現われているときは、腎水を捨てて肝木を滋養しようとすることを、私は理解できない。また太陽経と少陰経とは互いに表裏関係にあり、その経は脊背《せきはい》を循って目の上網《じょうもう》となる。この角弓反張・戴眼といった症状が小児に現われることが多いのに、これを腎の陰虚による病気であるとはされないことを、私はまったく理解できない。陽邪が亢極《こうきょく》し陰が竭《かっ》しているのであるから、これは非常に危険な状態である。もし臓気がさらに傷られて腎が困窮すれば、死に至るのである。

このように腎は、天の根であり、生息《せいそく》の基《もと》である。小児において最も大切なものなのである。かかるがゆえに小児の病気には腎気に関するものが多いのである。にもかかわらず、小児には補腎の法は無いと語ることとは、どういうことであろうか。このような言を決して、信じてはいけない。

命門余義

命門の義については、《内経》には記載はない。しかし、秦越人の言うところによると、「腎には二つあるけれども両方ともが腎ではない。左が腎であり右は命門である。命門は諸々《もろもろ》の神精《しんせい》の宿るところであり、原気の繋《つな》がるところである。男子はここに精を蔵し、女子はここに胞を繋ぐ。」ということである。しかし私はそれだけで言い尽くされているのか、誤りはないものか、納得しきれないものがあった。そのため〈三焦包絡命門弁〉を《類経》の最後に付しておいた。私はそれで大体言い尽されているのではないかと思っているのだが、もし、まだ言い尽されていない部分があり、後人を覚醒させるのに充分なように、ここにさらにその蘊奥《うんおう》をつくし、下記のように条文にまとめた。

一、命門は精血の海・脾胃は水穀の海であり、ともに五臓六腑の本である。また命門は元気の根・水火の宿るところであり、五臓の陰気は命門によって滋養され、五臓の陽気は命門によって活発に機能していく。脾胃は中州の土であるけれども、火がなければ万物を生じさせることができない。春気が下から始まり三陽が地に広がることによって、初めて万物は化生される。命門の陽気も、それが下にあるがゆえに脾胃の母となりうる。私はこのことを、「脾胃は滙注《かんちゅう》の本であり、後天の気を得る。命門は化生の源であり、先天の気を得る。脾胃と命門との間には当然その本末先後がある。」と語った。

李東垣《りとうえん》は、「補腎をしようとするならば、補脾を中心に考えていくべきである。」と語り、許《きょ》知可《ちか》は、「補脾をしようとするならば、補腎を中心に考えていくべきである。」と語っている。この両氏の説にはそれぞれの理由がある。早速その内容を論じていこう。

一、命門には火がある。これが元陽《げんよう》であり、物を生じる大本となる火である。しかし人の稟賦《ひんぷ》〔生まれながらの強さ〕には強弱があり、元陽《げんよう》そのものにも盛衰がある。陰陽には勝ち負けがあり病気の治療には微甚《びじん》がある。これは火の強弱盛衰によって論じていくことができる部分である。ここではその大綱《たいこう》について説明しよう。

一陽の元気は必ず下から昇り、三焦を通じて全身に散布されるが、その機能はそれぞれの部位において特徴的に現われる。下焦の部位にあっては大地のようであり、化生の本となる。中焦の部位にあっては竈釜《そうふ》〔かまどや鍋〕のようであり、水穀の炉となる。上焦の部位にあっては太虚〔(1)天空（2）宇宙の根源たる大元気、宇宙生成の初め〕のようであり、神明の領域となる。

下焦という大地には肥瘠《ひそう》があり、それぞれ産出されるものが異なっている。山川の地気には厚薄があり、それぞれ蔵蓄《ぞうちく》されるものが異なっている。この聚散《しゅうさん》する力を操《あやつ》るものは、全てその陽気による。人間の下焦においては、その一を得れば一の用があり、その一を失えば一の虚が存在するという具合にダイレクトに反応がでてくる。この元陽が、人間の寿命・生育状態・精神力・精血の状態・病気と治癒段階の状態の大基《おおもと》となり、この元陽の充足度が消・長・満・縮の変化を主るのである。

これが下焦における火の内容である。

中焦は竈釜のようなものである。そもそも飲食が人身を滋養するその大本は水穀にある。消化力が強ければ身体も強壮であり、消化力が弱ければ身体も衰弱する。この消化力は胃中に存在する、熱い釜のような陽気に基づいている。胃中の陽気が非常に強力であるため、朝食べたものは昼までにはすでに消化され、昼食べたものは夕方にはすでに消化されているのである。このように竈釜は、その火力が一つ少なければその調理する力もその分だけ遅れ、火力が一つ増えればその調理する力もその分だけ速くなり、火力が非常に弱ければ全く調理することができなくなる。このことから、その陽気の度合を量ることができる。このように、脾胃の消化力の有無・食欲の有無は全て陽明胃の気の強弱に基づき、またそれによって陰寒の邪に犯されるか犯されないかということが決まってくるのである。

中焦が病むと、徐々に痞《ひ》し・徐々に脹《ちょう》し・膈噎《かくいつ》し・嘔《おう》し・消化力が減退し・腹部が膨満して消化しきれず・呑酸噯腐《どんさんあいふ》して消化できず・腹肚疼痛《ふくととうつう》して終日《しゅうじつ》飢えず・清濁を分かつことができず・完全に消化することができないといった状態になる。しかし、飲食物を消化することができれば、それは必ず運行されるが、もし消化することができなければ、必ず留滞《りゅうたい》していく。消化されて運行されれば気血に化していくが、消化されずに留滞されるなら積《しゃく》となり痰《たん》となっていくのである。このように、胃の気がしっかりしていなければ健康は望めないのである。

ではこの健康とは何によって支えられているのであろうか。火力の有無ではないだろうか。今、痞や脹や呑酸曖腐等の症状を治療していく場合に、その原因が熱にあるのか熱にはないのかということを問題とすることなく、必ず胃火によるものであるとしてそれを瀉すならば、残っている胃火がそれに耐えることができるだろうか。

これが中焦における火の内容である。

上焦は太虚のようなものである。その変化は必ず神明に基づき、神明は必ず陽気に根ざす。上焦の火は気を生じるがまた逆に気が無ければ全うされない。上焦の火は神を化すが神が無ければ全うされない。陽気が下にあれば全身が温暖となるため、相火はその位置を中心として評価される。陽気が上にあれば昭明となるため、君火はその明るさを中心として評価される。そもそも陽気が勝てば陰気は衰え、光源から離れれば、空になっていくようなものである。ゆえに五官が治まっていれば全身が充実してくるのである。

陽気が衰えれば陰気が勝ち、陽気が陰気に抑えられる。そうなると聡明《そうめい》さが減少していき神気が滅びる。凡人に、声・色・動・定や智・愚・賢・不肖の違いがあるのは、陽徳の機能の状態が原因となっているのである。

これが上焦における火の内容である。

三焦のそれぞれについて火の内容を論じれば、その各々に主とするところがあるのに、どうして全てが命門に帰するのであろうか。そもそも水中の火は先天の真一《しんいっ》の気であり、☵坎水《かんすい》の卦の中に蔵される。この陽気は下から上って後天の胃気と交わって、化す。これが生生の本となるのである。

花が美しく咲くためにはその根がしっかりしていなければならない、竈釜《そうふ》が盛《さかん》に燃え盛るためには柴薪《さいしん》が充分になければならない。真陽がその最も深い淵源から発しているのでなければ、総《すべ》ては無根の火となってしまう。火があって根がなければ、気を病んでいるのである。元気が盛なように見えてもそれは、本来の元気ではない。

ゆえに《易》に、☳震雷の卦が地下にあるものを復の卦とするのである。〔八卦の雷の卦が、八卦の地の卦の下にあるものが、六十四卦の復の卦。一番下の陽爻以外はすべての爻が陰爻であり、冬至の時期にあてはめられ、一陽来復と呼ばれ、よく引用される〕火の標《ひょう》は上にあり、火の本《ほん》は下にあるということに、よく注目しなければならない。

また火は燥に就き、寒を非常に畏《おそ》れる性質がある。もし命門において陰が勝てば元陽は畏れて避け、龍火《りゅうか》の本体を命門の中に蔵しておくことができなくなる。そのためこの龍火は遊散して帰らなくなり、煩熱《はんねつ》・格陽《かくよう》等の病気を起こす。これを上手に治療するものは、その龍火の性質に従って陽和の気を命門の坎中に入れ、その窟宅《くったく》を建て直すことによって、同気を互いに求めさせ、龍火を招き誘う。このようにすると無根の火となり虚陽となって暴れまわっている龍火も、その本来の家である命門に必ず帰ってくるのである。ゆえに、『甘温《かんのん》は大熱《たいねつ》を除く。』と言うのである。

しかしこの理をよく理解できない愚昧な人々は、虚陽をそのまま実熱とし、温かい陽和の気によって火を養うということを考えられずに、ただ寒涼剤を用いて火を滅ぼそうと懸命になってしまう。このような治療をしているようでは、いかに懸命に人々を救おうと思っても、必ずこれを悪化させることになるということは、火を見るより明らかである。これが実に医家の活人《かつじん》法《ほう》の最も重要な部分である。既にこの医道を行なおうとするならば、先ず最初にこの理をよく理解しなければならない。

また三焦に客熱《きゃくねつ》としての邪火がある場合も火が原因となっているのであり、必ずそれを除去しなければならない。しかしこの火を除去することは難しくはない。正気の虚によって起こった火ではないからである。

医道を学んでいこうとするものは、このように深く邪正の二字の意味内容を理解し、正しい治療法を手の内に入れなければならない。

一、命門にある生気は、乾元《けんげん》不息《ふそく》の生気である。生命が絶えたときに初めて休む生気である。陽は動を主り、陰は静を主る。陽は升を主り、陰は降を主る。ただ動じたただ升るがゆえに陽は生気を得、ただ静かでただ降るがゆえに陰は死気を得る。ゆえに乾元《けんげん》の生気は下に始まって上に盛《さかん》となり、升ることによって生に向かい、坤元《こんげん》の生気は上に始まって下に盛となり、降って死に向かう。ゆえに陽は子《ね》の中に生じ、前を升り後ろを降り、陰は午《うま》の中に生じ、前を降り後ろを升るのである。

このように陰陽の分かれ目は毛髪のようにわずかな違いしかないのであるから、それを千里もあるかのように語ることは誤りである。また病における死生の判断も、実はただこのような升降機能の毫釐《ごうり》の差の中にあるだけのことである。水は暖まると気化して升り生気に溢れ、水は冷えると氷となり降って死んでいく。このように腎気が独り沈むと、生を奉ずるものが少くなる。これが生気の理である。人の生気においても、まさにこれと同じことが起こっているのである。

たとえば臓腑に生気があり、顔色に生気があり、声音に生気があり、脉息に生気があり、七竅に生気があり、四肢に生気があり、二便にも生気がある。生気とはすなわち神気である。神は形から生ずるのであるから、形のことも詳細に理解していかなければならない。形が衰えた場合は急いで培い、〔神を〕生じることができなくなることを恐れるべきである。どうしてさらに傷られることに耐えることができよう。その衰えがさらにひどいものは言うまでもないことである。

ゆえに明師がこれを察する場合には、どの部分がすでに虚し、どの部分がまだましか、どの部分が生気を益し、どの部分が生気を損い、どの部分を先ず治療するとその病気を攻めながら生気を保つことができ、どの部分を先ず治療するとその生気を固め病気を防禦《ぼうぎょ》するによいかを把握していくのである。病気について懸命に考えるだけでなく、生気をどうするかということもまた大切なことなのである。現状がどうであるかということだけでなく、何日か後にどうなるのかということもまた大切なことなのである。根本的な問題が明らかに解決されていなければ、全ては目先だけの治療となるだけなのである。

一応このように論じてみたが、この理論以外にまた別の考え方もあるので紹介しよう。

それは生気というものを少陽の気として考える考え方である。そもそも少陽の気は進むことはあるが退くことのない積極性を持つものである。このような気がどこから生じてくるのかというと、やはり根本から生じて来るのである。そしてこの気がどのように用いられるのかというところに、最も玄妙《げんみょう》な真理があるのである。

そもそも人生において貴ぶべきものは気そのものである。この気が出入する力のもとは呼吸にある。そしてこの呼吸の気数はここ少陽に宝蔵《ほうぞう》されているのである。「河車《かしゃ》の済《さい》は轆轤《ろくろ》にある」〔道家の用語で、丹田の元気を任脈督脈に周していくコツは肩を動かすことにあるという意味〕と言うが、神気はこの少陽の気によって転運《てんうん》されているのである。神気の進退・得失《とくしつ》は全てこの生息《せいそく》の間《あいだ》にあり、長寿を全うするか早逝《そうせい》するかという鑑別点は、この生息の間にあるのである。経に、『神を得るものは昌《さか》え、神を失うものは亡ぶ。』とあるが、これは少陽の生気のことを語っているのである。

私はこの少陽の生気を剥ぎ取るような治療をするものを大勢見てきたため、その考えを正さずにはおれず、ここに特にその意義を明確にすることとした。

一、命門は門戸であり全身を強固にする関鍵《かんけん》となるところである。経に、『倉廩《そうりん》を蔵することができないものは、門戸はいらない。水泉の止まらないものは、膀胱がそれを蔵することができないのである。守ることができるものは生き、守ることができないものは死す。』とあり、また、『腎は胃の関門《かんもん》である。関門が利《り》さなければ水が聚《あつ》まるのはそのためである。』とあり、また、『北方の黒色は、身体に入れば腎に通じ、二陰に開竅《かいきょう》する。』とある。このように北門の主は腎であり、腎を動かすものは命門である。いわば命門は、北極星の中心となる星であり、陰陽の中枢を司《つかさど》るのである。

陰陽が和すれば出入は正常であり、陰陽が病めば開閉する際の秩序がなくなる。癃閉《りゅうへい》して尿が通じないものは、陰竭《いんかつ》して水が枯れ、乾ききったために水がめぐらなくなっているのであり、滑泄《かっせつ》して止まらないものは、陽気が虚して火が敗れ、収摂《しゅうせつ》しようにもそれを主るものがなくなっているためである。陰精が既に竭している場合は、水を壮《さか》んにしなければ絶対に水を行らすことはできない。陽気が既に虚している場合は、火を益《ま》さなければ絶対に関門の開閉を固めることはできない。これが先ず基本的な法である。

しかし、精は気を行《めぐ》らし、気は水を化すのであるから、この精と気の間には、分けて考えることのできる部分と、分けて考えることのできない部分があり、妙用《みょうよう》がある。明敏《めいびん》な者はここでよく考え悟っていただきたい。この部分には真に言うに言われないものがあるからである。

一、命門には陰虚がある。そのために邪火が偏勝《へんしょう》するのである。邪火が偏勝する原因は真水《しんすい》の不足による。その病気は、煩渇《はんかつ》・骨蒸《こつじょう》・欬血《がいけつ》吐血・淋濁遺泄《りんだくいせつ》などである。これが火証《かしょう》であることは明らかだが、その火の強さは邪熱や実熱の比ではない。

実熱の火は急にやってきて必ず明確な原因がある。虚熱の火は徐々にやってきて、長期にわたる生気の損傷が原因となることが多い。これが虚火と実火とが大いに異なるところである。火を治療する場合には、実熱の火は寒薬を用いて抑え込み、水によってその火の勢いを絶つようにする。「熱はこれを寒《かん》する」と言われる方法がこれである。

虚熱の火は寒薬を用いて抑え込んではいけない。「労はこれを温める」と言われる方法がこれである。どうしてそのような方法をとるのかと言うと、虚火の原因が水の虚にあるためである。そのためただ水を徐々に補い、水と火のバランスが取れるように持っていくのである。そのようにして陰陽が調和すれば、病気は自然に癒《い》えていく。

もし火を取り去ろうとして水を急に増やしていくと、虚してしまっている水を補うことができないだけでなく、残っている火も取り去ってしまい、陰陽ともに傷ることになる。また苦寒の薬剤は、生気を升騰《しょうとう》させる作用は全くないため、苦寒の薬剤を用いて虚を補おうとしても虚を補うことはできない。

私がこの虚熱を治療する場合は、専ら甘平《かんへい》の薬剤を用いて真陰を補うことにしている。この方法では、すぐに治るというわけではないが、害になることが少ないからである。そのような治療を基本にして、次に虚に乗じているものは何かを考えて、それをサッと清解したり徐々に温潤の薬剤で補い、生気が徐々に回復してくるのを待つのである。脾気がもし健康であれば、熱が退いて肺が徐々に潤い、咳も徐々に取れていく。この方法は徐々に回復するということが最も良い。この方法によって生命をつなぎ止めたものがたくさんあるのだ。もし机上《きじょう》の知識によって黄蘗《おうばく》を補陰の薬剤とするならば、すぐに腎気を傷って泄瀉し食欲がなくなり、その誤ちがすぐ明確になるであろう。

誤謬論《ごびゅう》

経《きょう》に、『物事を推し図る方法にはいろいろあるけれども、道は一つである。この一つを詳細に知ることができれば、それによって死生を理解することができる。』という言葉がある。これは道の本質は一つであり、その本質である「中《ちゅう》」を押さえよという教えである。天人《てんじん》の学《がく》は総《すべ》てここを出ることはない。

医道も、生命を呼吸で判じ、禍福を指端によって決し、これによって人の生に関係していくのであるから、他の事に比べて重要であると言わなければならない。医道が非常に重要なものであるということを理解したならば、見識《けんしき》はまだ多くなくとも、非常に慎重に構えて生命を危うくしないように注意すべきである。まして医道についての法則を立て教えを述べるのであれば、絶対にいい加減なことを言うことはできないのである。もし一言でも誤ちを言うことがあれば、必ず未来に災いを残すことになるからである。一剤でも妄投《もうとう》するならば、人を非常に傷つけることになり、その誤《ご》謬《びゅう》を正さなければならないのであるから、いい加減なことを言ったらなおさら大変なことになる。

私はこの医道に従い、いつも往古の時代の軒岐《けんき》〔軒轅すなわち黄帝と岐伯の学問、つまりは《黄帝内経・素問》《黄帝内経・霊枢》〕の学を学んできた。軒岐の学を明確に悟ることのできる者がこの何世代にもわたって出現していない。しかしそのような中で真実を求める者は、必ず《素問》《霊枢》のみを参考にして人間を理解していこうとしてきたのである。しかし、その数は多くはなかった。

また密《ひそ》かに方論を相伝《そうでん》する者も出たが、大抵の場合は経意《きょうい》を失い経旨《きょうし》に違背《いはい》し、断章してその意味を取り、数語を仮借してきてその一偏《いっぺん》の詭説《きせつ》を飾ることに用いたのである。至るところでこのようなことが行なわれてきた。これらは全て単なるその場しのぎの意見にすぎなず、非常に不十分なものである。彼らはまだ充分に理解しきっていない部分があったにもかかわらずその思惑を独断によって広げ、成功した治療についてのみ記載したため、医道の「中」を失いこの道の精一《せいいいつ》の義《ぎ》に大いに違《たが》うこととなったのである。医道がこのような状態であるのに、人々に対してこれを施《ほどこ》そうとする者は一体何に頼ったらよいのだろうか。

道の源は一つであり、理には二つないということを知らないのであろうか。一源《いちげん》から万変《ばんぺん》に至り、万変は一源に帰《き》すのである。二から始まるなら必ず錯乱《さくらん》し、錯乱すればそこに矛盾が出てくる。ゆえに言外《げんがい》に理があり、理の外にもまた言《げん》があるといった状況になるのである。たとえば、理は実際にあるのだが言うことができないものは言外の理であり、言うことはできるが行なうことはできないものは理外の言である。しかし、本来、理以外に言があり得るのだろうか。明確には判断しきれない部分にいい加減なものを加え、真実を偽りとして否定して、大道の傍らに道を作りこれに従う者もある。古くは楊墨《ようぼく》〔楊朱と墨子：戦国時代、楊朱は極端な個人主義を唱え、墨子は極端な博愛主義を唱え、ともに極論として儒学者から批判されている。〕の異端であり、現在では伝奇《でんき》小説の類はこの理外の言ではないだろうか。他人の言を借りると、思いが乱れることがないので強弁することができる。強弁することによって、賢者も愚者もその言葉に固執《こしゅう》するのである。

善を選んで固執するものを精一《せいいつ》と言い、君子が時中《じちゅう》すれば中を執《と》ると言われているものが、賢者の固執である。偽りを創って強弁し、変ったことを行なってそれに拘わり、道に反していることを理解できず、気持ちを柔軟に切り換えることができないのは愚者の固執である。中《ちゅう》を執《と》るとは事態が道に外れていることを見て道を語らざるを得ざるようになったものであり、そこに利害の観念が入ることはない。偽りを語り変ったことを行なう人は、人の長所を見てもその短所をあげつらい、心が狭いために成長がなく、肯定する姿勢のないままに終る。

千古《せんこ》の昔《むかし》から是非邪正《ぜひじゃせい》の論争がこのように行なわれているため、その論争自体が無意味になっているのである。ましてただ類をもって類を知り、その状況に対応していくことは、そういった人々には極めて困難なこととなる。そういった人々は、風変りなことを語っているので少し道理を知っているかのように見えるけれども、実は学もなく術もないため、よく治療することもできない。皮毛を識《し》っているだけで全ての脈絡を知っているわけではなく、常識的なレベルに留まるのであるなら、どうして満足することができるだろうか。

もし医が熱を見て寒を用い、寒を見て熱を用い、外感を見て発散を言い、脹満を見て消導を言う程度のものであるならば、誰でも努力することなく理解することができるではないか。もし医がこれに止《とど》まるならば、どのような人間でも医の師範となることができる。この上明哲《めいてつ》なる者を貴ぶ必要などどこにあるだろうか。ああ、賢者と愚者のなんと分かち難いものであろうか。

このように考えて私が医道の歴史を溯《さかのぼ》ってみたところ、金元時代以降現在まで中心とし規範としているのは、劉河間《りゅうかかん》と朱丹渓《しゅたんけい》であることにたどり着いた。しかしこの両者であってもやはり偏見に執着している部分があるため、誤った説が盛《さかん》に行なわれ遂《つい》にこの四百年間医道はその中庸《ちゅうよう》を失ってきたのである。もしここで、その一々について深く論じていくならば、道理を立てることが遅くなり、その流弊《りゅうへい》を止めることができなくなるであろう。そのためここでは、とりあえずこの両者の条文の幾つかを取り上げ、それが道理と違うことを示していこうと思う。安易に信を置くことのできないものが、このように多いのである。人々にこの危険を伝え、少しでも危険の少ない道を将来のために残していきたい。この言《げん》は死人に鞭《むち》打つ罪を作るけれども、後人のために甘んじて、その罪を私は受けよう。

河間を弁ず

劉河間はその《原病式》で病機について語っているが、それは《内経・至真要大論》に基づいている。しかしその《内経・至真要大論》の本論は、五運六気の盛衰勝復の理について述べたものであり、病機十九條は篇末に付け加えられているだけのものである。そこでは、有るものはこれを求め・無いのはこれを求め・盛なものはこれを瀉し・虚したものはこれを補い・その血気を調達させることによって気血を調和させるのだと言っているのである。この篇で見るべきところは、病機を語りながら運気の大綱を掲げているということであり、この中で気血の有無虚実の違いを語っているとは言っても、その中心はただ調和をもって貴しとしているだけのことである。そのため、〈五常政大論〉には詳しく五運三気を弁じて、火の平気を升明《しょうめい》と言い、火の大過を赫曦《かくぎ》〔光り輝くさま、光明盛大なさま〕と言い、火の不及を伏明《ふくめい》と言って、虚火と実火の弁別をしている。〔〈至真要大論〉とは〕その趣が、全く異なっているのである。《内経》が全く偏りなく非常にバランスよく構成されていることはすでに詳しく論証されているのに、劉河間はどうして《内経》の内容全てを通察することをしなかったのであろうか。彼は結局、病機十九條中の百七十六字を二百七十七字で語り、虚実の弁証をせず、気血の盛衰を察せず、全ては実火によって病になるとして《原病式》を著したのである。その影響力は現在にまで至っている。

実火による病は当然畏れるべきものであるが、虚火による病はさらに畏れるべきではないだろうか。実火による病であれば寒涼薬を用いてその火を取り去るのもそんなに難しくはない。虚火による病であれば寒涼薬を忌み嫌うこと甚だしい。もし妄りに虚火の病に寒涼薬を用いれば、必ず病を悪化させることになる。現代の人は虚火によって病になっている人が多く、実火によって病になっている人は少ない。このような人々をも全て有余の病であるとして、火が原因であると言って治療してよいのであろうか。

唐宋以前の医学を見ると、このような歪んだ見方はされていなかった。この《原病式》が出版され、朱丹渓がこれに基づき、これを至宝《しほう》として《局方発揮》を著して、陽は常に有余するといった論を述べ、李東垣のような明敏な人物も、これに基づいて、火と元気とは両立しないと語り、後の王節齋《せっさい》・戴原礼《たいげんれい》もこれを祖述《そじゅつ》し相伝としたため、この説が一般に広まったのである。このような次第であるから、現代の医学流派には劉河間・朱丹渓以外のものはすでにないのである。動くものの原因をそのまま火としているために、治療効果をあげることができず、反って人の生気を伐《き》りその元陽を傷ることが多く、わけも判らずに人を傷つけてなお覚ることができないでいるのである。悲しいことである。

時には一二の優秀な人物が出て、病の原因を全て火によるとすることの誤ちを知り、人の陽気を損なうことを惜しんではいるけれども、その場合でも必ず劉河間の説を引用しこれに基づいて語っており、弁証に基づくものはどこにもない。もとより《病機》は後学に対する指南とはなっているけれども、この門を一旦くぐってしまうと、もうそこから抜け出すことができなくなる者がこのように多いことは、真に畏るべきことである。軒岐の医道に対する破壊は、ここに極まったと言わなければならない。この大いなる誤謬の源をよく理解しておかなければならない。そのためここに先ず記し、さらに下記のごとくその問題点を列記した。

一、劉河間が吐酸《とさん》について語っている。「酸は肝木の味であり、火が盛《さかん》となって金を制したために木が平らげられず、そのために肝木が自然に高ぶり酸を発するのである。しかし俗医は脾胃を温和することを主として治療を施す。経《きょう》に、人が寒に傷られればすなわち熱を病むとあることを知らないのだろうか。云々」

私は思うのだが、吐酸や呑酸《どんさん》といった証は、総て飲食物が停積して消化することができないために起こり、停積して消化できない理由は脾胃が健全ではないためであろう。脾土が弱っているのであるから、温脾健胃の法を用いるほかないではないか。にもかかわらずこれを火盛を原因とした病であると考える必要があるのだろうか。劉河間はここで妄りに経文を引いて証明しようとしているが、それこそ誤ちの甚だしいものとせねばならない。

本証についてはさらに詳しく弁証しなければならないところがあるので、詳しくは後の呑酸門に載せている。相互に参照していただきたい。

一、劉河間が瀉痢《しゃり》について語っている。「白い瀉痢は寒であり、青紅黄赤黒の瀉痢は全て熱である。大法：瀉痢し小便清白で渋らないものは寒であり、赤色のものは熱である。また消化不良の便で色は白で、腥穢《せいわい》な臭いはするけれども清冷で透明なものを吐痢し・小便は清白で渋らず・身は涼《すず》やかで渇せず・脉遅細で微のものは、寒証である。消化不良の便であっても色は白ではなく・煩渇し・小便は赤黄であるいは渋るものは熱証である。穀物を消化できるものは、色や他の症状を論ずることなく熱である。寒性の下痢でありながら穀物を消化できているものに私は出会ったことがない。また火というものは非常に速く動くため、熱が盛になって飲食物の伝化が失調し、消化しきれずに飧泄《そんせつ》という形で下痢するもののもまたある。」

劉河間はまたこのようにも言っている。「痢は熱である。熱が胃腸にこもり怫熱欝結《ふつねつうっけつ》してなるのである。白色の下痢であるからといってすぐさま寒とすることは誤りである。もし真に寒であれば、穀物を消化することができないのである。どうして反って穀物を消化したことによってできる膿となることがあるだろうか。市場にある穀物や肉類や果物や野菜を見ればよく判ると思うが、湿熱が非常に強い場合にそれらは自然に腐熟《ふじゅく》され腐っていくのである。腹中に食物がある場合も同じことで、その人が湿熱の邪気に罹患《りかん》すれば、自然に発酵して化して膿血となるのである。」

劉河間のこの説は、正しいようで誤っており、人々に誤解を与えること甚だしいものがある。白色の下痢をすればその原因が寒であるということは誰でも知っていることである。しかし青色の下痢で肝邪を挟むものは脾虚が根本原因であるのに、それを熱証であるとすることはできない。紅色の下痢をするものには臓が損なわれた場合・陰絡が傷られた場合になるものもあるのに、これをひっくるめて熱証としてもいいものだろうか。黄色便でも消化不良の場合があるが、これも熱証とするのであろうか。黒は水の色である、黒色便には元陽が衰えることによって出るものがある。このようなものを熱証とすることには非常に問題があるのではないだろうか。

またおよそ瀉痢するものは、水が大腸に走るため、尿は渋ることが多い。水が枯れ液が涸れるために尿の色が黄色くなることが多いのである。であるから尿の色が黄色であるからといって、それを熱証であるとすることはできない。液が少なければ渇し陰が亡べば煩す、煩渇の症状があるからといってそれによって必ず全てを熱証とすることはできない。

消化不良の便で清冷で透明なものは、大寒の証である。しかしたまたま寒邪に臓を傷られたり、たまたま清冷な飲食物を摂ったために脾を侵され、少し温和を失うものもこのようなタイプの下痢をする。これも寒を受けているのだが、大寒の証まではいっていないものである。

脾胃が傷られていてもその初期で陽気がまだ残っている場合は、清冷の消化不良便を瀉痢することはない。もし清冷で消化不良の便を排泄するまで寒証と判断することを待っていれば、その人の陽気はもう大いに傷られているではないか。それとも徐々に寒邪に侵されるのではなく、急にこのような状態になるとでも言うのであろうか。徐々に寒に侵されることも寒証の一つである。このような寒証こそ多いのではないだろうか。

もしこのような状態のものに対して熱証と判断し、寒涼剤を用いて治療すれば、生冷によって最初に傷られさらに寒涼剤によって傷られることになる。氷を霜によってさらに固めたためにさらに冷えによる害を受けるようなものである。多くの人々はこのような論をなすが、これによってたくさんの人々を傷つけているのである。

条文の初めの方を見ると白色の下痢をすることをまだ寒としているが、条文の後の方ではただ白色の下痢であるということから寒とすることは誤りであると言っている。それでは下痢を治療する場合、清涼な下痢以外は全て熱証として治療するのであろうか。これは真に非常な誤ちといわねばなるまい。

「もし真に寒であれば、穀物を消化することができないのである」と言い、「どうして反って穀物を消化したことによってできる膿となることがあるだろうか」と言っている部分は、最も妥当性を欠く部分である。

そもそも飲食物を丁度良い時期に摂取できれば、当然すぐに消化できるものである。これが胃気の常態であり、人間は皆なこれによって生きているのである。もし消化することが少し遅れるならば、これはもうすでに陽虚の病である。穀物が消化されなくなるところまで待って後にやっとこれを寒であるとする必要はないのである。

また下痢に混ざった膿垢《のうく》は飲食物が消化されたものではない。そもそも飲食物が胃に入って後、そのうちの神に化し営衛となるものは膏血《こうけつ》となり、消化することができないものは腸胃に留まって糟粕《そうはく》となるのである。口より入った飲食物が精微《せいび》となるか穢物《わいぶつ》となるかということは、そのルートからして異なっているのである。だから、糟粕から膿に変化するということは最初からありえないことなのである。垢《く》は膿ではなく腸に蔵されている脂膏《しこう》である。どうしてこのように考えているのかというと、ついこの間、病人に大黄・芒硝などの瀉法の薬を用いて下したのだが、その時に排泄されたものも膿のような垢であった、また、たまたま泄瀉をし始め一二日の間のものにも、この垢が見られることがあった。熱によって化されて膿となるには、もっと時間がかかるものである。

また、長期間にわたって下痢が止まらず、何年にもわたって癒えることがないものでも、毎日この膿垢が見られることがあるが、これら全てを、熱によって化さた膿が長期間にわたって出ているものとしてよいのだろうか。そうではない。これらがいわゆる膿ではないことは明白なのである。膿ではないのであるから、どうして全てを熱ということができるだろうか。この垢は腸に蔵されているのであるが、腸が傷られ膏脂《こうし》が緩み剥《は》げ落ちてきてこのようなものを排泄するに至っているのである。このような膿垢が出ているのに臓気を安養させることを考えずに、寒涼剤を用いてその熱をとっていけば、蔵せられずにいる気がますます傷られ、死に至ることにもなる畏れがある。

このように、現在においては下痢を治療したために反って危険な状態を招くことが多いのは、全てこの劉河間の説の害によるものなのである。よく考えなければならない。

一、劉河間が語っている。「赤白の下痢をする場合、一般には寒熱を兼ねていると言われているが、この説は非常な誤りである。水火・陰陽・寒熱は全てバランスよく存在しているものである。一方が高ければ一方が低く、一方が盛であれば一方が衰えるという具合に。にもかかわらず、寒熱の邪が同時に胃腸に存在してそれが混在して下痢をするということがあるのだろうか。

たとえば熱が瘡瘍《そうよう》を生じて白膿を出すこともあるから、ただ白いからという理由で寒とすることはできないだろう。その熱が皮膚の分にあり、肺金に属するために白いのである。脉の分にあれば、心火に属し血瘤となる。肌肉にあれば、脾土に属し黄膿となる。筋部にあれば、肝木に属し膿色が蒼色を帯びる。深く骨にあるものは、腎水に属し紫黒血が出るのである。それぞれの五臓の部位に随《したが》って五色が現われる。これは標について言っているのである。

しかしその本《ほん》は一つであり、熱によって全ての症状が発生し、そこに深浅の区別があるだけのことである。

大法：下に迫り詰まったように痛み・裏急後重《りきゅうこうじゅう》し・小便が赤く渋るものは全て燥熱に属する。白色の下痢をするものには必ずこれらの症状が揃っているので、白色の下痢であっても、これを熱として判断していくことは当然である。」

この説にあるとおり、五色によって五臓を分けることは、だいたい理屈が通っていると言える。しかしその根本的な原因が一つであり、それが熱であるとすることには、非常に問題がある。

五臓を五色に分類することには、もっと深い意味があるのだ。ここに紹介してみよう。

そもそも五臓の弱りが原因で下痢する場合は、必ず脾胃に基づくものである。脾胃が傷られれば五気全てが脾胃を侵すようになる。赤色の下痢をするものは脾心の証であり、青色を兼ねるものは脾肝の証であり、白色を兼ねるものは脾肺の証であり、黒色を兼ねるものは脾腎の証であり、黄色のものはまさに脾の証である。

脾に心を兼ねたものは、火が土に乗《じょう》じたものであり、その土は熱することが多く火証のようである。脾に肝を兼ねたものは、土が剋《こく》を受けたものであり、その土は傷られることが多く火証ではない。脾に腎を兼ねるものは水が反剋しているものであり、その土は冷えることが多く火証ではない。脾に肺を兼ねるものは母気《ぼき》が泄れているものであり、その土は虚していることが多く火証ではない。本臓そのものが病む場合は脾が傷られているのであり、その土は湿が多く火証ではない。このように兼証にも盛衰があり逆順があるのである。

また、脾腎の強いものには実熱となるものがいるけれども、脾腎の弱いものは虚寒となるものが多い。これが臓気において弁じなければならないところである。

火は当然熱であるが、虚火と実火の違いがある。風は当然陽であるけれども、風熱風寒の違いがある。土は当然中気《ちゅうき》だけれども、湿熱寒湿の違いがある。金の寒・水の冷は、ともに西北の化生したものであり、寒が多く熱が少い。これらは理の当然と言えるところである。

であるから、五臓の虚によって生じた下痢を語るのに、その根本は一つで熱であるなどと言うことはできないのである。

ここでは寒証の誤解を受け易いものについては触れていない。また赤白痢の意味について詳しくは後の朱丹渓の條の中で述べている。

一、劉河間が語っている。「下痢の治療には辛苦寒薬《しんくかん》を用いるのが最もよい。また少し辛熱薬《しんねつ》を加えてこれの佐薬《さやく》とするのもまたよい。辛熱薬は欝結を発散開通し・苦薬は湿を燥かし・寒薬は熱に勝ち気を平らげるのによい。銭氏《せん》の香連丸《こうれんがん》の類がこれである。ゆえに下痢を治療するには黄連《おうれん》・黄蘗《おうばく》を君薬とし、苦大寒の剤を用いるのである。湿熱の病を主として治療していくわけである。」

劉河間のこの説のまま下痢を治療していくと、人々に大きな害を残すことになる。またこの関連で彼が語った薬性によると、苦寒薬の多くは泄らす作用があるが、黄連・黄蘗だけは性は冷であるが燥かす作用があるとしている。朱丹渓より以後の医者は皆なこの説に基づいて下痢の治療を行ない、現在も多くの医者が寒涼剤を用いて下痢の治療を行なっているが、それは全てこの説の誤りによるものである。

この説が孕《はら》んでいる問題は非常に多いが、とりあえず、苦薬が湿を燥かすことができるという劉河間の説が、大いに誤っているということをここに証明してみよう。

そもそも五味の意味は全て《内経》から出ている。《内経》には、『苦をもってこれを燥とする意味は、苦の燥なるものについて言う。』とある。劉河間は詳しくこれを理解することができず、苦薬は全て燥であると語ったのである。また《内経》において苦薬を語る場合に、その性に二種類あり、その用に六種類あるということを知らないのである。

たとえば『火は苦を生ず』、たとえば『少陽在泉苦化をなす。少陰在泉苦化をなす。』とあり、また『湿の内に淫《いん》するものを治療するには苦熱を用い、燥の内に淫するものを治療するには苦温を用いる。』とあるが、これらは全て苦の性が陽であることを言っているものである。

また『酸苦の湧泄《ゆうせつ》するものは陰とする。』、『湿は地を司《つかさ》どる、熱が反《かえ》ってこれに勝てば、苦冷を用いて治療する。』『湿は天を化す、熱が反ってこれに勝てば、苦寒を用いて治療する。』とあるが、これらは全て苦の性が陰であることを言っているのである。

《内経》にはこのように苦薬の性が二種類あることが述べられている。

また、『苦を用いてこれを発し、苦を用いてこれを燥し、苦を用いてこれを温め、苦を用いてこれを堅め、苦を用いてこれを泄らし、苦を用いてこれを下す』とあるのは、その作用に六種類あるということを言っているのである。

そもそも苦で発するものというのは、麻黄・白芷《びゃくし》・升麻・柴胡の類である。苦で燥するものとは、蒼朮・白朮・木香《もっこう》・補骨脂《ほこっし》の類である。苦で温めるものとは、人参・附子・乾姜・肉桂・呉茱萸《ごしゅゆ》・肉豆蔲《にくずく》・秦椒《しんしょ》の類である。苦で堅めるものとは、続断《ぞくだん》・地楡《じゆ》・五味・訶子《かし》の類である。苦で泄するものとは、梔子《しし》・黄蘗《おうばく》・黄芩《おうごん》・黄連・木通《もくつう》・竜胆草《りゅうたんそう》の類である。苦で下すものとは、大黄《だいおう》・芒硝《ぼうしょう》の類である。

気化の法則における、陽は燥し、陰は湿《うるお》すということは、変ることのない真理である。にもかかわらず、沈陰下降の作用が黄連・黄蘗の類に有るとし、その性が苦大寒であるとしながら、燥す作用があるとすることは、はたして理屈が通ることだろうか。また、苦燥という一言のみを知り、苦発・苦温・苦堅・苦泄・苦下をまったく理解していないのはなぜなのだろうか。そもそも医を語る者が誤り易いところは、いつも自分で是とすることを語りながらその是とする理由を理解していないところである。この劉河間がいい例である。

彼の言によって後世の人が下痢を治療しようとするときには、寒熱虚実を弁別しないで治療することが多く、劉河間の方法を用いることによって反って病状が悪化してしまうことが多くあるのである。血色がこのようであるのにどうして温を用いるのか。腹痛がこのようであるのにどうして補を用いないのか。死んでも悟ることができない彼らを、深く哀れむ他ない。これは誰の咎《とが》なのだろうか。

一、劉河間が腫脹の条文の中で語っている。「腫脹とは、熱が勝ったために浮腫するものである。たとえば六月は湿熱が非常に多く、多くのものが隆盛となる。このことからも水腫の原因を明確に理解できるであろう。」

果してこの説の通りなのだろうか。腫脹の病も熱が原因でなるものはあるけれども、寒が原因でなるものも少なくない。熱が原因でなるものには、湿熱が壅《ふさ》いだため尿道が通じ難くなってなるものがあり、寒が原因でなるものには、寒湿が滞り陽気が化することができなくなってなるものがある。ゆえに経に、『臓が冷えれば満の病を生じる』とあり、また、『胃中が冷えれば脹満する』とあるのである。これは全て軒岐による言葉である。これから見ても、腫脹の病を全て熱病とすることはできまい。

また、「六月は湿熱が非常に多く、多くのものが隆盛となる」のは、太和《たいわ》の気が陽気を化し形質が強壮になることを例えて言っているのであり、これを浮腫の病と重ねて考えるのは、例えとして用いること自体が非常に誤っている。

一、劉河間は語っている。「戦慄《せんりつ》し動揺するのは火の象である。慄を、寒慄あるいは寒戦と言い、その原因が脾寒によるとするのは、変化の道筋《みちすじ》を明確に理解していないためである。これは心火の熱が甚だしいため亢極し震えているのである。また心火の熱が水化を阻《はば》んでいるために寒慄するのである。であるから寒慄するものは火が甚だしいために水に似るようなものなのであって、寒気をそこに兼ねているために寒慄しているわけではないのだ。」

この説では、寒慄が現われるもの全てを火証としている。もしそれが正しいのなら、どうして経《きょう》にこのように語られているのであろうか、『陰が勝てばすなわち寒をなす。』『陽が虚すれば外が冷えることを畏れる。』『陽が虚して陰が盛であれば、外に気がなくなる。ゆえに寒慄する。』『陽明が虚すれば寒慄し歯をガチガチいわせる。』と。これらは全て経の言葉である。にもかかわらず劉河間は、寒慄するものの全てを火によるものとしている。その誤ちをよく理解していただきたい。

一、劉河間が語っている。「驚くとは心臓がドキドキして休まらないことである。恐れて驚き易いのは、恐れたことによって腎が傷られ、水気が衰えて心火が相対的に盛《さかん》になったために、驚き易くなるのである。」

ここに語られている恐れれば驚き易くなり恐れることによって腎を傷るということは、経には、『肝気虚すれば恐る』『恐れればすなわち気下り、驚けばすなわち気乱れる。』『肝気が虚すと腎気が傷られ、気が下って乱れる。』とある。これは陽気が傷られたために起こる病である。陽気が傷られているのに、甚しい心火が驚《きょう》の原因になるなどと言うことができるだろうか。恐れが腎を傷り、腎が肝木を滋養することができないために肝が虚して、驚き易くなることもあるだろう。また、腎水が衰えたために驚き易くなるものもあるだろう。しかし水が衰えれば必ず火が盛になるものなのだろうか。

一般的に見られる驚恐の人は、陽萎《ようい》や遺溺《いでき》をともなうことが多い。虚証なのである。もともとが虚であるために、火が心に入って驚き易くなるものも当然ある。しかし恐れ易いということが原因となって驚き易くなるものを、すべて火証であると断ずることはできない。

まったくもって理にもとること甚《はなは》だしいものがある。

一、劉河間が語っている。「虚妄《きょもう》な者は、心火の熱が甚だしいためになるのである。腎水が衰えて志が定まらなくなったために、神志《しんし》が常軌《じょうき》を逸《いっ》し、鬼神《きしん》を見たりするのである。鬼神を陰とし、これを見る者は陰極陽脱に至って、陽気がなくなったためであるとするのは、誤ちである。」

この説では、神魂がその守るところを失って妄見妄言《もうけんもうげん》するものは全て火証であるとしているのだが、そのようなことはない。邪火が盛になったために陽気が狂い鬼を見るようになるものも確かにあるが、陽気が非常に虚したために陰邪である鬼を見るようになるものもあるのである。《難経》には、『陰が脱するものは目が盲《くら》くなり、陽が脱するものは鬼を見る。』とあるし、華《か》元化《げんか》は、『その陽を得るものは生き、その陰を得るものは死す。』と言っているではないか。これはでたらめなのだろうか。

どうして自信家というものは、このようなことを軽々しく語るのだろうか。

丹渓《たんけい》を弁ず

以前、私は朱丹渓の、「陽は常《つね》に有余し陰は常に不足する」という論を読んだことがある。それは、人の生気は常に有余し血は常に不足するという意味で、火を抑《おさ》えることを治療の中心としたものであった。

その中で彼は、《内経》の、『陽道実し、陰道虚す』『陰虚至りて天気絶し、陽盛至りて地気不足す』といった記載を根拠として、強引に自説を証明しようとしている。このような方法は、《内経》の主旨《しゅし》に大きく背《そむ》くものであり、生命についての認識を大いに誤り生命を大いに傷つける論である。

なぜかというと、そもそも人は天地の気を受けることによって生きているのであるから、生気が豊富であるということは陽気も豊富であるということであり、陽気が少ないということは生気もまた少ないということである。

誕生し成長し壮年となるためには、陽気が中心としてあり精血が化生されることが必要なのである。つまり、陽気が盛《さかん》であれば精血も盛になり生気も盛になるが、陽気が衰えれば精血も衰え生気も衰えるということである。経《きょう》に、『中焦が気を受け汁をとり、変化して赤くなるものを血という。』とあるが、これは血が気によって生ずることを言っているのである。朱丹渓は精血の全てが陰に属することは知っていたので、「陰は常に不足する」と語ったけれども、精血を生ずるには先ず陽気がなければならないことを知らなかったのである。

精血が不足しているのに、陽気だけが有り余っているということがあり得るだろうか。陽気が作られ難く虚し易いということを言わずに、陰気が作られ難く虚し易いということだけを、朱丹渓が言ったのはどうしてだろうか。これは、精血という母はいるけれども、陽気という父がいない、と言っているようなものではないか。

彼はこのような発想の中から補陰等の処方を立て、陰を補うことができると言っているのだが、読者にはよく知っておいていただきたい、黄蘗《おうばく》はただ降火《こうか》することができるだけで陰を補うことなどできないのである。もし黄蘗を陰を補うためと考えて使用するなら、その生気を傷《いた》めることによってその精血をますます消耗《しょうもう》させていくことになるのである。このような剤である黄蘗を、陰を補うものと語ることは、極めて大きな誤ちであると言わねばならない。

朱丹渓が自説の証明としている経文の内容をよく検討すれば、その誤りがどれほどのものであるか理解することができるだろう。

たとえば経に、『陽は天気であり、外を主る。陰は地気であり、内を主る。ゆえに陽道実し、陰道虚するなり。』とあるが、これは太陰と陽明とを論ずる中で、脾と胃で病の生じ方が異なることを言っているのである。つまり、陽明は表を主り太陰は裏を主り、賊風虚邪に犯された場合は陽がこれを受け邪気が六腑に入るため、外邪が表において有余となり、陽道が実するというのである。飲食が不摂生だったり生活が不安定な場合は、陰がこれを受け五臓に影響を与え、五臓の気が傷られるため五臓が空虚となり、陰道が虚するのである。これは本経に、『陽は外を主り陰は内を主る』とあることを、『陽の病は多くは実し陰の病は多くは虚す』と解釈しているのであって、天地和平の陰陽に対して、陽は常に有余し陰は常に不足すると言っているわけではない。にもかかわらず朱丹渓は、これによって自説を強引に証明しようとして大きな誤りを犯しているのである。

また経に、『陰虚に至《いた》らば天気絶す。陽盛に至らば地気不足す。』とあるが、これは陰陽の盛衰について論じ陰陽否隔《ひかく》の病について語っているのである。つまり、陰が下に虚すれば陰気が升ることができず、下から陰気が升らなければ上からもまた陽気が下らなくなるが、これを『陰虚に至らば天気絶す』と言っているのである。陽が上に盛になり過ぎて陽気が降らず、上より陽気が降らなければ下からも陰気が升らなくなるが、これを『陽盛に至らば地気不足す』と言っているのである。これは上下の陰陽の気が交流し難い状態のことを語っているのであって、陽気が常に有余し陰気が常に不足するということを言っているのではない。後の句は無理をすればこのような解釈ができないでもないが、前の句の『陰虚に至らば天気絶す』という言はどのように解すればよいのだろうか。ここに誤ちがあるのである。

朱丹渓の博学をもってしても、いい加減に引用するならば、このような誤ちをなすことになるのである。もともと偏執《へんしゅう》している自分に拘《こだわ》っていると、このように強引な言辞《げんじ》が出てくるのである。

私は愚かで自覚がないけれども、道に対して真剣であろうと思っているので、朱丹渓がいかに過去の偉人であったとしてもここにその非を正さずにはおれないのである。高明なる人物の批判をお待ちする。

一、朱丹渓の相火の論には次のように語られている。「五行それぞれについてその性質は一つであるが、火にだけは二種類ある。その一つは君火である人火であり、もう一つは相火である天火である。そもそも火は、内は陰で外は陽で動を主る、ゆえに動くものは全て火に属すると言える。天は物を生ずることを主り常に動き、人はこの天によって生じ常に動いている。このように常に動くものの基は全て相火にあるのだ。ゆえに人が知覚を得てからは、五志の火がものに感じて必ず動き、いわゆる《内経》の五火となり、相火が起こり易くなって、五性における厥陽の火が互いに煽《あお》り立てて妄動《もうどう》することになる。そのため邪火が発生し、その変化を予測できないほどになって、常時真陰を消耗させることになる。このように真陰が虚すれば病み、真陰が無くなれば死ぬのである。」

朱丹渓のこの論に従えば、火病を明確にすることができなければ、彼の補陰の説を明確に位置づけることができないかのようである。彼のこの説を浅い観点から見れば理にかなっているようにも見え、火が当然人を動じ易いものと思えるのだが、深く彼の論を味わってみれば、意識というものが全て幻であるかのように語られているのが判る。これは人々を大いに誤たせるものといわねばならない。私はこれからこのあたりのことを詳しく解き明かし、後人の惑《まど》いを解こうと思う。

そもそも、一元なるものが最初に始まり、陰陽の両儀《りょうぎ》がこれに継いでおこり、動静が初めてここに現われる。ここにおいて、陽は動を主り陰は静を主り、両儀それぞれがその位を定めることになる。五行は陰陽に従って流布《るふ》していくため、五行それぞれに中心となる気質が現われる。それが、火は熱を主り水は寒を主るということである。このようにして、陰陽両儀の動静は五行の先天をなし、五行の本質となるのである。また、五行の寒熱は陰陽両儀の後天をなし、五行の変化を現わすものとなるのである。

この先天と後天は、同時に語らなければならない場合もあり、また同時に語ることができない場合もある。たとえば、火は本来、陽に属す。ゆえに火を動くものとすることは当然であり、先天と後天とをこのように同時に語ることは可能である。しかし、陽を元気の中心として語り火を病変の現われとして把え、動ずることは陽の変化であるからといってそれをそのまま病変とし、その全てが火に原因しているという具合に、先天と後天とを同時に語ることはすべきでない。

これを、天人を例にとって考えると、天行《てんこう》は健《けん》であるからと言って、天が動けばそのまま火が生ずると言うことはできないということである。また、君子は自から強くして疲れることがないとあるからと言って、人が動けばそのまま火となるなどと言うことはできないということである。天が動くことがなければ生機《せいき》が止まり、人に動くことがなくなれば、生命がなくなっているからである。

また、火をそのまま動と言ってもいいものだろうか。もし動くことを全て火によるとして、火は必ず取り去らなければならないと言うのであれば、生命もまた取り去らねばならないということになるのではないだろうか。もし動くもの全てが火に属すると言い、火を邪気として排除するのであるなら、全く動かないものがよいとでも言うのであろうか。

陽を火とするというその言葉は似ているが、その理は全く異なっているのである。

このようなことを語っているので朱丹渓は、「陰虚すれば病み、陰絶すれば死ぬ」と言うのである。私であればこれは、「陽虚すれば病み、陽脱すれば死ぬ」と言うところである。これは非常に似ているように聞こえる言葉であるが、非常に大きな異なりがその奥にはあるのである。深く考える者は、このことをよく理解しなければならない。

ある人がこのようなことを言った、「あなたの言葉は正しいような気がするけれども、ただ朱丹渓の語りたかったことを充分理解していないから出る言葉なのではないでしょうか。たとえば朱丹渓は、五臓のそれぞれに火があり、五志が激しくなればその火がその激しさに従って激しくなり、それによって真陰が傷られ陰が最終的に絶すれば死ぬと言っているのであって、五志が動けばすぐさま火が生じると言っているのではないではないですか。」と。

私は答えて言った、「情欲の思いが亢《こう》じて火となる場合は、欲望がかなわなかったり欲望が大きすぎたりして相火を動かし疲労して癆瘵《ろうさい》の病となるものがある。けれども、五志が動けば全てが火を生ずるのかというと、そういうわけではない。いわゆる五志とは、喜・怒・思・憂・恐である。経に、『喜は心を傷り、怒は肝を傷り、思は脾を傷り、憂は肺を傷り、恐は腎を傷る。』とある。五臓がすでに傷られているのであれば、五火は何によって起こるのだろうか。

また、『喜べばすなわち気散じ、怒ればすなわち気逆し、憂えばすなわち気閉じ、思えばすなわち気結し、恐れればすなわち気下る。』ともある。この五者の性質が物に惑うということであるならば、動かないということがない。この五志が動けば元気が消耗させられ、元気が消耗すればこのようになる。このような〔五臓がすでに傷られている〕状態で、五火は何によって起こるのだろうか。ゆえに経に、『五臓は精を蔵することを主る、傷るべからず。五臓を傷れば精を守ることができず陰虚となる。陰虚となれば気がなくなり、気がなくなれば死ぬ。』とあるのである。ここに、臓は傷つけてはいけないものであり、気もまた傷つけてはいけないものである、と述べられていることに注目すべきである。

しかし私は、臓が傷られれば必ず火となる、ということは聞いたことがない。そもそも火となるという限りは、必ず火証があるはずである。火証もないのに五志が動くというただそれだけの観点から敷衍して火として語るのは、影を捉《とら》えて形とし天下の人々を愚弄《ぐろう》するようなことではないだろうか。また一般的に言って、五志によって人が傷られそれが極まれば、必ず戦慄《せんりつ》を生じるものである。何故かというと、元陽が固まらずに神気が守られなくなったために戦慄が起こるからである。もしこれを劉河間に聞けば、『戦慄は必ず火によって生じる』と語るであろう。どちらの方が正しいのだろうか。五志と五臓との関係はこのようになっている。いたずらに人々に痛みを生じさせないようにしようではないか！」と。

一、朱丹渓は《局方発揮》の中で語っている。「相火の外に臓腑厥陽の火や五志の動などがあり、そのそれぞれが原因となって火が起こる。相火は、経に『一水二火の火に勝たず』と述べられていることであって、天によって造出される。厥陽は、経に『一水五火の火に勝たず』と述べられていることであって、人の欲から出ている。気は火炎に隨って升り、一旦升れば降ることがない。どうすればこれを防ぐことができるだろうか。」

そもそも経文における五火の説は、〈解精微論《かいせいびろん》〉中に、厥病《けつびょう》によって目が見えなくなったものについて語られているものである。陽気が上に集まれば、陰気は下に集まり、陰陽が交わらないために厥となる。本来、厥は逆の症状であるから、陽気が上に逆すれば火が降ることがなく、陰気が下に逆すれば水が升ることなく、水が升らなければ火はますます下らなくなり、目のわずかの陰精だけでは五臓の陽気の逆に勝つことができない。このため、厥病を起こすと目が見え難くなるということを、ここでは単純に説明しているだけなのである。火に五種類あって水に一種類しかないということを言っているわけではないのだ。

また二火の説についても、〈逆調論《ぎゃくちょうろん》〉中で、身寒が甚だしいにも関わらず反って戦慄しないものを骨痺《こっぴ》と名付けている。その理由は、その人が本来的に腎気が他の臓気に較べて強く、内に湿気を蓄め易いため、腎陽が衰えて腎脂《じんし》が枯れ髄が満たされなくなり寒がますます強くなって、骨を弱くするためであると述べられている。さらに肝を一陽とし、心を二陽として、二臓両方ともに伏火があって、一水が二火に勝つことができないために、身体は冷えているにも関わらず戦慄することがないとしている。これは単に骨痺の病について語っているのみであって、陽が常に有余するということを語っているのではない。

もしこの五火や二火という言葉に基づいて全てを火証とするならば、たとえば〈従容論《しょうようろん》〉中に、『二火は三水に勝たず』と示されていることはどう解釈していくのであろうか。なぜ朱丹渓はこの論を引かないまま自論を立てようとするのであろうか。このことを朱丹渓に聞くなら彼はなんと答えるだろうか。

一、朱丹渓が語っている。「気が有余であれば火となり、五臓それぞれに火がある。五志が激しくなれば、火は五志に従って起こる。もし諸寒によって病になれば、身体は必ず寒気に犯される。口から冷えたものを摂取することによって寒の病となるのである。諸火による病のように内から病むものではない。そのため、寒によって気の病となるものは、十に一二も無いのである。」

私はこの朱丹渓の論を読むごとに、非常に失望し溜息が出てくる。寒によって気の病となるものが十に一二も無いなどと、何を根拠に語っているのであろうか。気はもともと陽に属する。陽が実すれば熱が出、陽が虚すれば冷えてくる。経に、『気が実すれば熱し、気が虚すれば寒す』とあり、また、『血気は温を喜び寒を悪み、寒があれば滞って流れ難くなり、温めれば消え去っていく。』とある、この意味をよく理解するべきである。

最近の人は、はたして気実の者と気虚の者とどちらが多いのであろうか。寒熱についてはどうだろう。こういったことはいったいどうすれば証明できるだろう。

たとえば心気が虚すれば神が明らかではなくなり、肺気が虚すれば治節《ちせつ》が行なわれなくなり、脾気が虚すれば飲食不振となり、肝気が虚すれば魂が怯《おび》えて休まることがなく、腎気が虚すれば陽道が衰え精が少なくなって志しも屈し、胃気が虚すれば倉廩《そうりん》が乏しくなり、その影響が諸経に及ぶようになり、三焦が虚すれば上焦・中焦・下焦、全てがその機能の失調に陥り、命門が虚すれば精・気・神、全てその根差すところを失うことになる。

これら全てが気虚の徴候である。気虚は同時に陽虚でもある。陽気が虚すれば五臓が温められず、寒があるわけではないのに寒を生ずることになり、陽気が衰えたために羸痩《るいそう》し虚憊《きょはい》することになるのである。寒気に傷られたり寒食をした後にのみ始めて寒証であるとすることの根拠は、いったい何処にあるのだろうか。

そもそも病者が医者を貴ぶ理由は、医者というものが生気を大切にするということを知っているからである。このことは医家にとって最も大切なことであるにも関わらず、朱丹渓はこれを全く理解することができず、深く考えもせずに、「気が有余となれば火となる」と語っているのである。私はこれに対してこのような標語を作ってみた、「気が不足すれば寒となる」と。ここまで私の説を読んできて、是非を解することができない者があるだろうか。

一、朱丹渓は《格致余論》の中で語っている。「六気のうち湿熱によって病になるものは、十のうち八九におよぶ。」

この説の通りに「湿熱によって病になるものが、十のうち八九におよぶ」のであるならば、これを治療するために用いる寒涼薬の割合もまた十のうち八九におよぶのは当然のことである。しかしこれも全く大いなる誤りでしかない。そもそも陰陽の道は本来的に平衡を保つようにできているものであって、寒が往けば暑が来るというように互いに勝復するものなのである。もし朱丹渓が語るとおり熱に偏しているのであれば、気候は乱れ天道も混乱するはずである。

このゆえに軒轅《けんえん》帝〔黄帝〕が、「徳・化・政・令の動静と損益とはどのようなものであろうか」と聞いたとき、岐伯が答えて語ったのである、「徳・化・政・令において災変がさらに重なることはありえません。勝復《しょうふく》し盛衰《せいすい》することが、一方に偏って多くなることはありません。往来することの大小が、一方に偏って過ぎることはありません。用としての升降も、互いに影響しあい無くなることはありません。それぞれその動きにしたがって復していくものです。」と。

これは〈気交変大論〉の文である。素晴らしい言葉ではないか。

一、朱丹渓はその〈夏月伏陰論〉で語っている。「もし夏期の暑い時期に妄りに温熱薬を服薬させれば、反って実を実せしめ虚を虚せしめることになる。ある人が語った、「四月が純陽であることの方が理にかなっているのではないでしょうか。五月は一陰があり、六月には二陰があります。四月より陰冷が強くないのはどうしてなのでしょうか。」と。私は答えて語った、「陰が地下にあって初めて動ずるのが六月なのです。四陽が地上に浮いてくれば、燔灼焚燎《ばんしゃくふんりょう》・流金爍石《りゅうきんれきせき》するではないですか。このどこに陰冷があると言えるでしょう。」と。」

この朱丹渓の説に従うならば、夏期には寒涼薬のみを用いれば良いことになる。もしその通りであるならなぜ帝が、「寒薬を服して反って熱し、熱薬を服して反って寒することがあるのはなぜか。」と岐伯に聞いた時、岐伯が、「その旺気を治療するには、その気に反する方剤によって治療すべきだからです」と答えているのであろうか。朱丹渓は、旺気を治療するということは知っているけれども、旺気を治療してはいけない場合があることを知らないのである。

春夏における温熱や秋冬における寒涼は、四時の旺気である。また風・寒・暑・湿・火・燥は、六周の客気《きゃくき》である。ゆえに春夏に陰寒の令《れい》があり秋冬に温熱の時がある場合は、主気が足りないために客気が勝っている状態であると考えるのである。いわゆる、歳気《さいき》を必ず先に考えて、天和《てんわ》を伐《き》ることを厳しく慎むということも、この考えによるものである。朱丹渓は、主気があるということは知っているのに、なぜ客気が循環勝復することを知らないのだろうか。

これはその時期の気の令について語っているのであるが、実際に人の血気陰陽を考えていくならば、当然個々人それぞれに異なっているのであるから、病になったときの表裏寒熱についても当然異なっているはずではないか。もし夏期に陰証の病となった場合にも温熱薬を服用させないというなら、冬期に陽証の病となったときにも寒涼薬を服用させないということになる。そのようなことをして人の生命を救うことができるのだろうか。

朱丹渓は暑い時期には寒涼薬を用いる方がよいということは知っているのに、なぜその時期の気候を捨てて証に従うということを知らないのであろうか。彼の論じていることを見ると、夏期には温熱薬を服用させないとは言うけれども、冬期には寒涼薬を服用させないとは言わないのである。ここに、彼朱丹渓がいたずらに火を恐れ火を中心として考えることからくる、発想法の限界が現われているのである。

一、朱丹渓はその《局方発揮》で語っている。「経に、「暴注下迫《ぼうちゅうかはく》は全て熱に属す。」とあり、また、「暴注は火に属す。」とあり、また、「清白を下痢するものは寒に属す。」とある。そもそも熱は君火の気であり、火は相火の気であり、寒は寒水の気である。火熱に属するものは二種類あり、水寒に属するものは一種類である。ゆえに瀉痢の証においては、熱に属するものが多く寒に属するものは少ないのである。《局方》を詳しく調べると、この瀉痢を治療する場合に熱渋薬を中心として使用している。もし清白便を下痢し寒証に属するものに対して用いるのならこうなるであろう。経に、下迫とあるのは裏急後重のことである。そもそも裏急後重《りきゅうこうじゅう》は火に属し、相火が原因で生じるものである。相火の熱毒は非常に強いので、このようなものに熱渋薬を服用させると必ず殺すことになるはずである。」

ここで説かれている二火一水を瀉痢の原因とする考え方は、全く間違っている。経に、『暴注下迫は全て熱に属する』とあるのは、急症の下痢で下に迫って注ぐように出るもののことを言うのであって、腸澼下痢のことではない。〈太陰陽明論〉には、『陰がこれを受ければ五臓に入り、下に瘕泄《かせつ》して長引くと腸澼となる。』とあり、腸澼を久病として位置付けている。にもかかわらず急症の下痢と腸澼《ちょうへき》とを同じものとして把え、両方とも熱が原因であるなどと言うことができるだろうか。また、《内経》に言うところの瀉痢の症状は、寒によるものが非常に多い。

このことについては泄瀉門で詳しく述べているので参照していただきたい。

朱丹渓はどうして瀉痢の症状についての引用をせずに、二火の説のみをことさらに取り上げて語っているのであろうか。また《内経》を総覧《そうらん》しても、「暴注下迫は全て熱に属す」の一句はあるが「暴注は火に属す」の文はどこにも見あたらない。火の年について記載のある部分に暴注という言葉はあるが、それは木・金・土・水の年全てに同じ言葉があるのであるから、火の年を特別視しているのではない。朱丹渓は自身の発想が火を特別視するところにあるために、経文から無理に引いて自説の証明をしようとしたのであろう。

また経には二火について特別に語られてはおらず、ただ六気の理のみが語られている。しかるに朱丹渓はなぜ瀉痢の症状の原因を二火に求めたのであろうか。経に、『長夏にはよく洞泄寒中を病む』とあり、「洞泄熱中を病む」とは書かれていないことに注目すべきである。このことを朱丹渓はどうして理解しようとしないのだろうか。

もともと瀉痢の原因を火とするという説は劉河間から出ており、朱丹渓はこれを宗《そう》として尊崇《そんすう》しているために、経文の言葉をも変えてこのように語っているのである。戴原礼《たいげんれい》はまた朱丹渓を宗としているために、「痢には赤白二色あるけれども、結局は寒熱の違いはない。全て湿熱として治療すればよい。」と語っている。この説が相伝となって、遂に諸家の方論にまでなっているのである。全ての諸家が瀉痢の原因を湿熱によるものとして、寒湿が原因になっているものがあることを知らないのである。これによる害は非常に大きいと言わなければならない。

《局方》では熱渋《ねつじゅう》薬を用いることが多いけれども、実熱の新邪に対して薬を用いる場合にも熱渋薬を用いるというわけではない。その記載を見ると、太平丸・戊己《ぼき》丸・香連《こうれん》丸・薷苓《じゅれい》湯の類もあるのであって、寒剤によって熱証の治療をしているのである。また真人養臓湯・大已寒《だいいかん》丸・胡椒《こしょ》理中湯の類は全てその用法が記載されており、これを証に従って斟酌《しんしゃく》して用いるのは、これを投与する者の理解にかかっている。《局方》が熱渋薬を主として用いるからといってそれを非として斥けてよいものだろうか。《局方》が世に出たのは、宋の神宗皇帝が、天下の高医に詔《つ》げてそれぞれ治療効果のあがっている処方を奏進《そうしん》させ、成書《せいしょ》としたものである。その中にあるいは粉飾され過ぎているものや取るに足らないものもあるけれども、真に著効のある処方もまた少なからずあるのである。

このように、朱丹渓の言によれば、瀉痢は火によるものが多く、熱薬を用いることによって人を殺すことが多いと言うけれども、私は、瀉痢の原因は寒によるものが多く、寒薬を用いることによって人を殺すことの方がかえって多いと見ている。

明敏《めいびん》なる者はこのことをよく考えていただきたい。

一、朱丹渓が語っている。「下痢をして赤いものは血に属し、小腸に由来するものである。下痢をして白いものは気に属し、大腸に由来するものである。両方とも湿熱がその根本にある。下痢をし始めて一二日の間は、元気がまだ虚していないので大承気湯・調胃承気湯を用いて推蕩《すいとう》するとよい。これが通因通用《つういんつうよう》の法である。下した後、その患者が気を病むか血を病むかを判断して薬を用いていくのである。気を病むものには参《じん》・朮《じゅつ》の類を用い、血を病むものには四物湯の類を用いる。下痢をして五日以上経ったものは下してはいけない。脾胃の気が虚しているからである。けれども体力がある者であれば下してもよい。」

この説では、下痢したときにその性状が赤いか白いかによって血と気とを分け、さらに小腸と大腸とにそれぞれ帰属させている。これは五行の説に従えばその通りであるが、病状にそって見ていくと、かなり穿《うが》った論であると言わざるをえない。

小腸は心の腑であり血を主り、大腸は肺の腑であり気を主る。しかし水穀の気は小腸において小腸の気によって化していくのである。また便に血が混じる場合もあるが、これは大腸の血なのではないだろうか。経に、『血は神気である』とあるが、これは血の赤が気に化することがあるということを言っているのではないだろうか。また、『白血が出るものは死ぬ。』ともある、気の白もまた血になることを語っているのではないだろうか。

このように、白いものも赤いものも、ともに血気に関わっているのである。ただその浅い部分を来るものは白く、深い部分を来るものは赤いというだけのことである。ゆえに経に、『陽絡が傷られれば血は外に溢《あふ》れ、血が外に溢れれば衄血《じくけつ》する。陰絡が傷られれば血は内に溢れ、血が内に溢れれば後血する。』とあるのである。これが真実なのである。このように明確であるにも関わらず、ただ小腸と大腸とによって血気を分ける必要があるのだろうか。

しかしこの程度のことであればまだ害をなすことは少ないので、深く論難《ろんなん》する必要はそれほどない。

けれども、「下痢をし始めて一二日の間は、元気はまだ虚していないので大承気湯・調胃承気湯を用いて推蕩するとよい。これが通因通用の法である。」と朱丹渓が語る段にいたっては見逃すことができないものがある。下痢をするものには、下してもよいものもあるが、決して下してはいけないものも多くあるからである。にもかかわらず、一概に「一二日の間」という状況のみによって、「推蕩す」べしと語ることができるだろうか。

病人で瀉すことができるものは当然その元気がしっかりしており、多くは充実した積聚《しゅくじゅ》があるはずである。このようなものであれば、寒邪であるか熱邪であるかを論ずることなく、一度推蕩法を用いればその邪気も瀉されて去り、気も傷られることがない。ゆえにこれを瀉すべきである。しかしこれほど元気がなく腹部が脹実《ちょうじつ》することもないものは、絶対に瀉してはいけない。

強盛の人は、食べたものをそのまま消化することができるため、飲食に傷られず、瀉痢をしてもそれに犯されることがない。もし犯されるようなことがあっても、病気をすることによって回復していくものである。ところが、病弱な者は、あらゆるものに傷られ易い者である。この、あらゆるものに傷られ易い者は、その体質が本来的に弱くなっている。瀉痢を患って非常に長引いて治り難い者には、病弱な者が多く、体力のある者は少ないものである。そのため、瀉痢が長引いているものを治療する場合に推蕩法を用いるものは、十人中に一人か二人にすぎないのである。

また、体質が弱い者の中にあっても、その程度によって治療法は異なる。少しだけ弱い者・一段と弱い者・非常に弱い者など、それぞれに対して形気・脉息・病因・症候・実の部分・虚の部分を明確に分析していかなければならない。もし脾腎の虚によって瀉痢となったものは、どのような場合でも決して下してはいけない。もし妄りに下せば、病状が軽いものは重くなり、重いものは死に至り救うことができなくなる。これが推蕩法を軽々しく施してはいけない理由である。

よく見ていくならば、このような誤ちをせずにいる医者は非常に少ないと言わざるをえない。朱丹渓も晩年にはこの誤ちに気づき次のように語っている、「私は最近まで治療を重ねてきたが、大虚大寒による病も非常に多い。よく知っておいていただきたい。」と。これによってまた、先の朱丹渓の言が、誤ちであったことが判るであろう。

一、朱丹渓はその痢疾門の附録で語っている。「諸積《しゃく》があるかどうかということは、腹部の熱や纏《てん》痛《つう》によって推測し、諸気があるかどうかということは、腹部がボコボコするかどうかということから判断していけばよい。その病の根源を見極めることによって方剤を決めていくのである。その大要は、風邪を散らし・滞気を行らし・胃脘を開くことを先ず最初にする。肉豆蔲《にくずく》・訶子《かし》・白朮《びゃくじゅつ》の類の補法を用いて、寒邪がいつくようにしたり、米穀・竜骨の類を用いて、腸胃を閉渋《へいじゅう》させないよう、よく注意しなければならない。邪気というものは補法によってますます盛になり、変証を起こし、病が長引いて癒え難くなるからである。」

この、風邪を散らし・滞気を行らし・胃脘を開くという三種類の方法は、治療法を大まかに言っているに過ぎず、当然言い尽くされているわけではない。

補法を施すことによって寒邪がいつくようになるなどという説は、全く誤っており、人を惑わし易く、人々の考えを非常に深く害するものである。もしすでに寒邪を受けているのであるなら先ず、その虚実を弁じなければならない。実のものは実証であるから当然補ってはいけないし、もしこれに反して補えば、その病は補われることによってますます悪化するであろう。これは当たり前のことなのであって、いたずらに変証を待つ必要はないのである。もし臓気が傷られたために病になっているものは必ず虚証なのであるから、温補によって治療すべきである。温めて寒邪を追い払い、補うことによって脾腎を強くしてやるのである。脾腎が健康であれば、寒邪も去り、病はすぐに治っていく。補うことによって、寒邪がいついてしまったり、変証を起こすようなことはない。

また、温補の法には米穀や竜骨の類は入らず、また白豆(蔻)や白朮の類だけではない。もし補うことによって寒邪がいついてしまうといった論に惑わされてこれらの薬を用いることを禁ずれば、虚者は日に日に虚していって変証が百出することになるであろう。私が見るところでは、寒涼薬を服用することによって起こる変証の害は、十日前後から数カ月数年にいたり、終には命を脅かすようになるが、温補を用いることによって変証となり、長期にわたって病が治らなくなるということは聞いたことがない。

私の年齢もすでに古稀《こき》を越え多くの経験を積んできたが、人に会って治療についての話しをすると、虚実を分けずに治療をしていたり、補えば寒邪がいつくと言い、邪気は補剤によってますます盛になるものであると語る者がほとんどである。これほどまでにこの朱丹渓の言を信ずる者は多く、彼の言によって害される者が多いのである。こういった治療が原因となっていつも病がちになり、寒涼の邪を受けることによって死んでいくのである、温補を用いることがなければ、究極的にはこのようになっていくのである。

ああ、ただ朱丹渓の一言によってこのような事態に陥るのである。私は真にこれを悲しみ、この説に対して、「寒は寒に遇《あ》うことによって留《とど》まって寒邪を住まわせることになる。邪は寒を得《う》ることによってますます甚《はなは》だしくなる。理は必ずこのようなものである。」と語ったことがある。かの朱丹渓の言によって害を受ける者は非常に多い。よって特にここにその義を明確にし、慎んで迷い苦しんでいる人々に送ろう。

このように、劉河間・朱丹渓の二人は医療を語る場合、火に把われることが非常に多い。そのため経文に「火」の字があるという、ただそれだけのことからこれを引いて、自説を証明しようとしていることは、これまでに見てきた。しかしその言が経の本来の意義と一言でも合致しているものがあっただろうか。いったいかの二氏は経を読むと言いながら、なぜ上下の文をもて含めて読み込んでいかないのだろうか。経文の中からただ一句だけを引いて、自分の著書のさらなる妄言としているのである。後世の人全てがその偽りを洞察する眼がないとでも思っているのだろうか。この世の全てを欺くことが一体できようか。そもそもその「性」「体」が明確ではないのに、人々を非常に深く誤ちに陥れていることを、私は理解できない。

この二氏の説が行なわれたために、軒岐の説〔軒轅《けんえん》〔黄帝〕岐伯の説すなわち《黄帝内経》の医説〕が誤って伝わることもまた長かった。なぜかというと、後人が毒に遭い亡陽する場合は、必ず軒岐が誤って語ったためだとされたからである。もし軒岐が現代に再び起ってこれを見れば、皆《まなじり》を裂き、髪を逆立てて怒ることであろう。これが現代の医者の悩みの源であるが、これは実は、劉河間がこれを創り朱丹渓がこれを完成させたのである。

私がここでこの論をなした理由は、一つは後人の生命を保つためであり、一つは軒岐の道統を正すためであり、一つは後世の、まだ勉強をし始めたばかりで知識がまだ広がっていない者が、もし初めてかの二氏の書を見ると、それを経訓《きょうくん》として信じ、終生誤ち続けることが多いためである。こういった害が言語を絶するものであるからである。その流れを清《きよ》めようとするならば、必ずその源から浄《きよ》めなければならない。ゆえに概略ではあるが二家の説を取り上げてここに正したのである。しかしまだまだ言葉は尽されてはいない。全てを言い尽くすことは真に難しいものである。

時医《じい》を論ず

一、最近の医者は、病を治療する際に「標」を見ることは理解しているのだが、「本」を見ることは理解しているとは言えない。かれらは「標」「本」を考える場合に、ただ、「急なればその標を治療し、緩なればその本を治療する」と語っているのみである。これでは《内経》に書かれている、『必ずその本を求む』という言葉の意味を理解することはできないであろう。

病において急を要することは判るだろうが、その生命にとって急を要する部分があるということが、全く理解できないのである。病と生命と、どちらが急を要し、どちらが急を要しないものであろうか。どちらが今日急を要すべきところであり、どちらが明日さらに急を要するところなのであろうか。この緩急を理解できなければ、いつも病状を誤認することになる。そのような者が、どうして標本を語ることができるだろうか。

一、中風の証は全て内証によるものであり、外感によるものではない。外感ではないのだから散じてはいけない。

もし風を治す薬などを用いすぎれば、軽症のものは重症となり、重症のものは速やかに死ぬこととなる。

一、傷寒病を治療する鍵は虚実の二字にある。実のものは治し易く、虚のものは治し難い。

その元気がもともと虚しているために、邪を解き難いのである。

もし傷寒に虚を挟むものを治療する場合に、補うことによって邪を散ずるという方法を知らずにただ攻めてばかりいれば、攻めることによって元気がますます虚して死にいたることもある。

もしその元気が非常に虚してしまったものにあっては、ほんの少しの補いも入らなくなる。

このように単純に標を治療することのみを考えている者は、必ず死にいたらしめることになる。

一、傷寒において、陽経と陽証とは異なっている。

陽経とは邪が表にあるものであり、陽証とは熱が裏にあるものである。もし内に実熱があることを示すような脈候がないのに、陽経のものを陽証として妄《みだ》りに寒涼剤を用いてその火を治療しようとするならば、内外の邪が合して解くことができなくなり、その患者を死にいたらしめることになる。

一、痢疾は、脾腎が薄弱な人が最も犯され易い病である。

暑いからといって冷たいものを取りすぎて臓気を傷ったものは、人事によるものであって天時によってなったものではない。現代において痢疾の治療をしようとするものは、天時によってなった熱を治療することは知っているけれども、人事によってなった寒を治療することは知らない。どうしてだろうか。

そもそも痢証の多くは秋深くにおこるが、この時期は炎暑の状態ではすでにないのであるから、熱毒云々の説に把われるべきではない。すでに秋涼の時期であるのに、どうして寒涼剤を妄用《もうよう》することに耐えられるだろうか。このような治療法を行なうものは、人事のなんたるかを知らず、また天時のなんたるかをも知らないのである。このようなものはすでに理のなんたるかを知らず、人々に害をなすこと甚だしいものがあるのである。私の言葉をよく理解していただきたい。

一、小児は、血気が未だ充実しておらず、苗や花のように柔らかく弱いものである。一度ひどく侵されるとそのまま弱っていくことが多いので、平時よりその生気を培養し、妄りに消導法を用いてはいけない。

もし食滞し脹痛してしまった場合はすぐに消導し、もし風寒によって発熱してしまった場合はすぐに散じ、もし実熱によって痰火が現われた場合はすぐに清するべきである。これらについてはその標を治療しなければならないからである。

これ以外で、急におこった標病はないのに、顔が青黄色くて羸瘦《るいそう》したり・腹が膨満《ぼうまん》して微熱が出たり・下痢して非常に疲労感があるといった場合は、全て脾腎の気が不足して血気が薄弱となったためにおこっているものである。

しかし最近の医者はこのような小児を見ると、食積《しょくじゃく》による痰火《たんか》であるとすぐに言って、清涼剤を中心として消導しようとする。これによって日に日に痩せて元気が損われていき、他の病にあったときに自分で自分を支えることができなくなってしまうのである。これが現代の小児に最も多い病である。よく考えなければならない。

一、小児が痘疹《とうしん》に罹《かか》ったときに発熱するのは、生理的な状態である。もし発熱しなければ、毒を追い出すことができないからである。この発熱していく力は、言わば元気の力であるとも言えよう。

痘疹に罹り・発疹《ほっしん》に化し・発疹を収め・かさぶたになるまで、全ては熱の力が主となってなされているのである。痘疹というものは非常に不思議な病であり、絶対に軽視してはいけないけれども、ことさらに恐れる必要もないものである。ただ、この熱が甚だしければ毒もまた甚だしいのであるから、ときには火を清することによってその毒を解かなければならない場合がある。

しかし内熱真火の脈証が備わっていて、清涼剤を用いて治療すべきものは、十の内一二に過ぎない。内熱が無くただ外熱が有るだけのものは、痘疹の正しい出方である。このようなものに対して、その熱を攻めることによって元気の力を抜き、脾腎の源を傷るようなことをしてはいけない。

しかし最近の痘科はこのことを全く知らず、発熱しているのを見ても虚実を論ずることは無く、解毒についてのみ語り寒涼薬のみを用いるために、脾を傷ることが多く、食欲が日に日に減少していき、かさぶたになろうとしているときに泄瀉して斃《たお》れることになるのである。このような誤ちは非常に多い。よく理解しなければならない。

一、痘瘡《とうそう》が出てこないもの、たとえば毒が非常に盛なために痘瘡が出てこないようなものは、自ずから救うことができないものだから、必ずしも治療する必要はない。もし別に危険な症候はないのに痘瘡が出てこないようなものは、全て元気の力が無いためである。そのようなものは、ただ気血を培《つちか》うようにしていけば、痘瘡が出てくるようになる。

最近の痘科の医者は、このような状態のものを見ると、桑蠶《そうさん》、穿山甲《せんざんこう》の類の毒薬を用いて強引に痘瘡を出そうとするものが多い。これを奇効をなすと見るものもあるが、実はこれは痘瘡を発する原理に則ってはいない。その小児の元気をもその毒によって傷り、発泄しすぎることとなって内が非常に虚してしまうことになることを、知らなければならない。これによって人を傷つけることがあるのであるから、心して深く反省しなければならない。

一、婦人の経脈が滞ったり逆したりして、月経の時期になっても月経が来ないようなものは、全て衝任の不足によっておこるものである。

このような場合に、もし血気を培養せずにただ通経逐瘀《つうけいちくお》の治療だけを行なっていれば、血が日に日に涸れていき、崩漏《ほうろ》や血枯《けっこ》等の症状を呈するようになるということを知らなければならない。

一、情慾《じょうよく》に傷られれば、吐血や失血をすることが多く、また時には発熱することになる。これは真陰が傷られたためにおこる病である。

このような場合にもしただ火だけを治療して陰を治療しなければ、真陰が日に日に衰亡していき、反って癆瘵《ろうさい》となるのである。

一、痰証には必ず原因がある。

痰が根本原因となって病を生ずるわけではなく、病が根本原因となって痰を生ずるのである。もし痰を治療する方法は知っていても痰がどこから生ずるのか理解することができなければ、痰はますます増えることになる。あるいは痰を消すことはできるかも知れないが、痰を発生させなくすることはできない。

一、腹部膨満《ほうまん》は全て脾胃にその原因がある。

しかし脾胃が虚していても、必ずしも腹部膨満するわけではない。もし腹部膨満に対して消導法しか知らなければ、中気がますます虚すために、日に日に腹部膨満が甚だしくなる。

一、気滞によって食道が塞がるのは、全て脾気が虚して運化し難くなったために留滞するのである。

もし脾気を養わずにただ破気のみを行なえば、気道は日に日に虚していき、徐々に膈噎《かくいつ》等の病となっていくことになる。

一、尿量が少なく赤いものは、労倦《ろうけん》による気虚や陰虚の人に多く見られる。

もしこの類のものを、単純に火を治療しようとして寒涼薬を中心として用いると、測り知れない変症を起こすことがある。

一、脈が虚していて熱の症状を呈するものは、真の火証ではない。
このような場合にもし熱を治療しようとして寒涼剤を用いていけば、軽症のものは重症になり、重症のものは死にいたることがある。

一、非常に甚だしい虚証の患者に少しの補剤によって治療しようとしても、薬力が病を癒すほどには強くないため救うことができない。
治せないことで迷い、補法をやめて消伐《しょうばつ》の剤を用いると、死にいたらしめることがある。

一、病には緩急があり、効果にも遅速がある。
もしゆっくり効果を高めていくべき病に速効を求めれば、転医せざるをえない。転医することが多くなると、高尚なことを考えて治療する者が少なくなり、浅薄な治療をする庸医《ようい》が増えることになる。少は多に勝つことができないのであるから、医道は必ず亡びることになる。

一、医療を任せようとするのであるから、賢者を選ぶべきである。

危急の際であるからといって、いい加減な人物を選んではいけない。万一、詐欺師のような者にあたれば、人を幻惑する術に長じているため、正しい考え方も覆されるからである。不幸にしてこのような者に出会うと、是非の判断ができなくなり、生命に関わるような事態に陥る場合もあるのである。

一、経に、『人迎の脈が盛堅《せいけん》なるものは寒に傷られている、気口の脈が盛堅なるものは食に傷られている。』とあるが、これは、陽明と太陰の脈とで表裏を分けて語っているのである。

しかし王叔和《しゅくか》は、左を人迎とし右を気口としたため、後人も左の脈で外感を弁じ、右の脈で内傷を弁じると語るようになった。左の脉には内傷が無く右の脉には外感が無いとでも言うのだろうか。なんという非常識な誤ちであろうか。

一、経に、『内より生ずる病は、先ずその陰を治し、後にその陽を治す。これに反すれば悪化する。陽に生ずる病は、先ずその外を治し、後にその内を治す。これに反するものはますます悪化する。』とある。

一、服薬するということをよく知っている病人は、その薬の気を聞き〔臭いを嗅ぎ〕その薬の味を嘗《な》めることによって、その薬の良し悪しや優劣を知る。腹に入ってからその薬の優劣を知るということではないのだ。

憐れむべきなのは、無識無知なる者が、ただ薬であるからということだけで服薬し、薬の何たるかを理解しようともしないことであり、さらには、ただ医者であるからということだけで治療を求め、医者の何たるかを理解しようともしないことである。悲しむべきことである。

京師の水火を説く

水と火とは養生の本でありかつ日々用いるものである。もし水火を、病の治療に用いる方法を理解できなければ、人を傷つけるようなことにもなる。しかしこの水火の内容は人々には以外に知れ渡っていないものである。水質の違いや火の性質の優劣について論ずる者があるが、これを単なる空論として斥《しりぞ》けることはできないのである。ここでは試しに燕京《えんきょう》〔現在の北京〕という町の水火についてのみ論じてみよう。

よい水とは陽気を受けたもので、水源から遠く清流で、香気があって甘い味がするものである。悪い水とは陰性のもので、水源に近く濁流で、気が穢《けが》れており苦い味がするものである。

燕京の水には甘い水と苦い水との二種類がある。燕京における甘い水が非常によいというわけではないが、苦い水は非常に悪い水である。

一般的に言って苦い味がする水はアルカリ性の塩気が多いためである。試しに墻間《しょくかん》〔垣根の間〕の白霜《はくそう》を火で燃やしてみるとよい。水中に溶かして残るものがこれである。これを樸硝《ぼくしょう》という。樸硝は五金八石全てを溶解する性質があるので、硝とも名付けられている。硝は積滞《じゅくたい》を推蕩《すいとう》し癥堅《ちょうけん》を攻《こう》破《は》する性質が強いものである。もし脾気が弱い人がこの苦い水を服用すれば、下痢が見られることが多い。このことを知らずに、朝夕この苦い水を用いていながら養生を語る者がいるが、人の臓腑は五金八石よりも弱いものなので、その元気が知らず知らずのうちに消耗されているのではないか、と私は恐れている。

しかしある人が語った、「そんなことはないでしょう。あなたの言う通りであれば、気力のない人や病人がこの町には溢れていることになりますが、私はそのようなことを見たことがありません。あなたの単なる思いすごしなのではないですか。」と。

私は語った、「私の言うことがどうして理解できないのだろう。長寿と短命とによって私の論を証明してみましょう。水も土も清く甘い場所に住む人は、長寿を迎えることができる人が多く、髪も歯もしっかりしているものです。しかし水も土も苦く劣悪な場所に住む人は、先天的な年齢まで生命を維持することができず、たまに長寿を迎える人があっても、目が見えなくなっている人が多い。長寿の土地柄であるからといって全ての人が長寿を迎えるわけではないし、短命な土地柄だといって全ての人が短命であるというわけではありません。けれども、健康な者がさらに滋養の良いものを摂《と》っていればさらに長寿になるだろうし、不健康にも関わらず飲食する場合も良いものを摂っていなければさらに短命になるのではないでしょうか。遠方の地についてはよく判らないけれども、燕京と私の郷里とを較べれば、その長寿と短命との違いは非常に大きいものがあります。これをもその土地の水や土のせいではないとすることができるでしょうか。」と。

また火にも良否《りょうひ》の違いが当然ある。先王は火を四季によって分けて用いたものである。燕京の人々はただ煤《すす》のみを用いているが、この煤を簡単に考えてはいけない。煤というものは用途が非常に広いけれども、燕京で作られる煤は、気性が非常に烈しいために人を窒息《ちっそく》させて死なせる事故が毎年おこっている。人々がこのような事故を避けることができないでいるのは、ただ煤による火を用いる方法を知らないからである。

燕京という土地は非常に寒いため、人々はその部屋を紙を使って糊付《のりづ》けし、また眠っている最中であっても火をつけたままにして、多くの煤を用いて部屋を暖めている。部屋が狭くよく密閉されているほど火による事故が多くおこるのである。何故か。

水は流れ下る性質があるが、それが泄れでる所がなければ充満して上るものであり、火は炎上する性質があるが、それが泄れでる所がなければ充満して下るものである。人々が煤の毒にやられるのは、夜半を過ぎた頃が多く、その頃は部屋中に火の気が充満し、それが下って人の鼻に届くようになるために、呼吸が閉絶《へいぜつ》して意識不明となって死んでいくことになるのである。嘆かわしいことである。

もしこの煤による毒を避けようとするのであれば、部屋の中の最も締め切っている場所に用心すべきである。ただ、格子戸に穴を開けるとか窓紙を少し開けておくと充満した気が徐々に出ていき、人の口鼻まで下りてくることがないので、まず心配はいらない。窓を少し開けるよりも格子戸に穴を開けた方がよいのは、その方が気の通り方が速いからである。

もし万一その毒にあたった場合は、気が閉じこめられているためもがき声を出し、自分ひとりでは醒《さ》めることができない。そのような場合は、急いでその名前を呼び冷水を飲ませれば、すぐに意識が醒めてくるものである。また急いで地面に寝かせ鼻から地気を吸わせれば、また意識が醒めてくるものである。一旦中毒にあってからこれを救おうとしても遅きに失することがあるので、やはりあらかじめ今言ったような処置を施しておいた方がよい。

これが燕京における水火による害である。今は燕京のみを取り上げて論じた。他の地域はそれぞれに類推してもらえればよいと思う。官吏として首都にでかけたり旅をする場合は、この説をよく理解し、自身の生命を大切にしていただきたい。

医は小道に非ざるの記

私は、中年を過ぎたころ、東蕃《とうばん》の地を訪れて異人《いじん》に会い〔渤海《ぼっかい》の仙人でしょうか?〕話しをする機会がたまたまあった。異人は私に、「あなたは医道を学んでいるのですか。医道は難かしいものでしょう。あなたはそれを慎しみをもって行なっていますか。」と尋ねられた。私は、「医は小道ではありますが、生命がこれに関わっておりますので、敢えて慎重になりすぎないようにしています。ただ敬意を払って、その人の生命の声を聞こうとしています。」と答えた。すると異人は急に怒りだし、私を叱って語り出した、

「あなたは医道をよく理解しているとは言えない。生命がこれに関わっていると自分で言っているのに、どうして医道が小道であるなどと言えるのか。

そもそも生命の道は、太極に基づき、万殊《ばんしゅ》に散ずるものである。生命が有り、しかる後に三教《さんきょう》が立ち、生命が有り、しかる後に五倫《ごりん》が生ずるのである。造化は生命の高炉であり、道学は生命の

縄墨《じょうぼく》であり、医薬は生命を賛育《さんいく》するものである。医道の意義はこのように深く、その内容は広いのである。医道は人智から出ているものではないため、人智によってはその微妙な部分を造り伝えることができない。そのため、執中《しっちゅう》の明〔中庸を選び取ることが出来るような明晰な頭脳〕がなければ毫釐《ごうり》も医道を弁正《べんせい》することはできない。

医理における綱目を明らかにすることができれば、天下を治める道もその中にあり、医理における得失を明らかにすることができれば、天下の興亡の機微もその中にあり、医理における緩急を明らかにすることができれば、戦守《せんしゅ》の法もその中にあり、医理における取捨を明らかにすることができれば、出処進退の意義もその中にある。その胸中に気を洞理《とうり》し、その変化を指によって計る。陰陽を掌上《しょうじょう》に運び、垣《かき》を隔《へだ》て目でこれを窺《うかが》うのである。

身心を、至誠ということで修《おさ》めるのは、実に儒家が自分自身を治《おさ》める姿勢である。業障《ごうしょ》を、持戒《じかい》によって洗うのは、誠に仏法者が自分自身を癒していく姿勢である。この身心において、人と己の理《り》とは、全く一つとなっている。私に明らかとなれば、彼にも明らかとなり、彼にとって善ければ、必ず私にも善いのである。ゆえに、『必ず真人が存在して後に真知が存在し、真知が存在して後に真医が存在する。』と言われているのである。

医道は簡単に、こうと言い切れるものではない。もしこの医道を探求しようとするなら、齪齪庸庸《さくさくようよう》として〔こつこつと一歩づつ〕先人達の跡を追うしかない。椒、硫《しょうりゅう》〔山椒や硫黄〕は疥《かい》を殺し、葱、薤《らっきょう》は風を散ずるといったことを言うような者も、医者のうちである。緇衣《しい》して〔袈裟を着て〕黄冠を被《かぶ》る者は、それだけで仏教徒と呼ばれるのである。矯言《きょうげん》や偽行《ぎこう》をする者をも、儒学者と言うではないか。しかし泰山とそこらの小高い丘と、河や海とそこらの小さい流れとを、同じレベルで語ることはできない。

もし陰陽を識《し》らなければ、虚実を誤って攻め、心は粗いのに胆力だけ強ければ、執拗に誤ちを繰り返すだけで効果をあげることはできず、反《かえ》って人々を害することになる。その誤ちの大きさは、椒・硫・葱・薤の比ではない。医道を小道であると語ることは、全くの誤ちである。それは烏の足と医道とを、同レベルで語っていることである。

医道は難かしいものである。また医道は大いなるものである。医道は誠に、神聖《しんせい》の首伝《しゅでん》〔神人聖人が始めて伝えたもの〕であり、民の命の先務《せんむ》〔人々の生命をまっさきに救うもの〕である。わが景岳よ、草木を小さなものとせず、精神相貫《そうかん》の場である玄冥《げんめい》の際まですすんで相通じ、終始の先後を明らかにして、結果の根蔕《こんてい》に会し、よってこの医道を大成させよ。ここに得るところ大である。お前がこれをなせ。」と。

私はこの教えを聞き、恐れ恥じ入りながら応諾《おうだく》し、退いて心を振るわせること数ヵ月、その訓《おしえ》を失うことを恐れ、ここに筆記するものである。

病家両要説

患者にとってもっとも大切な二つの事柄。

一、浮言を忌む

医者は治療し易い病人を貴ぶのではなく、治療し難い病人を貴ぶ。病人は有名な医者を貴ぶのではなく、有名な真の医者を貴ぶ。天下におけることで、自分にでき人にもできることは、難しいことではない。天下の病人で、私に治療でき人にも治療できることは、難しい病人ではない。難しいことは、一般の人間が理解することができないことであり、難しい病人は、一般の医者が治療することができないものである。このため、特殊な人が現われて、後に特殊なことがなされるようになり、特殊な医者が現われて、後に特殊な病人を治療できるようになるのである。

医者における高下には、非常に大きな差がある。これは丁度、高い所に升れば升るほど見える範囲が異なり、それより下にあるものを特別な苦労なしに見ることができるようなもので、遠い場所に歩を進めれば進めるほどそれなりの見聞が広がり、すでに経験していることは特別な苦労なしに理解することができるのである。

節《ふし》が曲りくねり根を堅く張った大木を細工するには、鋭利な道具が必要である。陽春《ようしゅん》と白雪《はくせつ》とを調和させるものは、誰だろうか。医者であっても医道を真に理解することは難しいのに、医者でもない者がこれを理解することができるだろうか。真理と真理に近いものとの間に仮のものがあり、真理を掴《つか》んでいるようであっても実は誤っていることが多いものである。またもし真理と外れたことを語るのであれば言葉として出すことは簡単であるが、非常に危険な状態の患者に対してはしりごみして混乱してしまうものである。

もし正しいことを語っていれば、智者と大体同じようなところを見、精切《せいせつ》であろうとする者はあらゆることを考え尽《つ》くして余すところがないので、ことさら患者と話す必要がなくなる。もし誤ったことを語っていれば、任せようとする思いがなくなるので、少しものの判った者は、黙って袖に手を入れ自分自身を重んじようとする。誤ちを語ることによって害をおよぼすことがいかに多いことか。

このようなときに主とすべきなのは、自分に定見があるかどうかということではなく、迷いを打破して誤ちを行なわないようにできるかどうかということである。軽々しい言葉は最も避けなければならないのである。

二、真医《しんい》を知る

病人にとって最も重要なことは医者を選ぶことであるけれども、実は医者を選ぶということはそれほど難しいことではない、医者に任せるということが難しいのである。いや、医者に任せるということはそれほど難しいことではない、いざとなったときに迷わないことが難しいのである。また、しっかりした考え方をもって、是非を混同しないようにすることは、さらに難しいことである。これを理解できずに、噂話しを聞いてたくさんの医者を集めてみても、よい医者には巡り合えず、下手な医者としか出会えないものである。ただ神の議《はかりごと》によってのみ、意外な場所で名医と巡り合うことができるものなのである。

危急の時に、下手な医者によって薬を投与されることに耐えられるだろうか。似て非なるものの中にあって、ただただ混乱し誤ちを行なえば、どうして生命を保つことができるだろうか。議論が多い者は成し遂げることができず、かかりつけの医者が多い者は必ず失敗する。かかりつけの医者が多いのにどうして失敗するのだろうか。それは、議論を好む者が多くて君子が少ないからである。難しいものである。しかし最も難しいのは、医学のごく一部のみを知っているものである。治療を任せるということは兵を任せるようなものである。ともに存亡《そんぼう》に関わることなのであるから。よい医者を探す方法がどこかにないものだろうか。

慎重さの有無によってその仁《じん》を観ようとすると、臆病な者との区別がつかない。穎悟《えいご》の有無によってその智を観ようとすると、狡詐《こうさ》な者との区別がつかない。果敢さの有無によってその勇を観ようとすると、猛浪《もうろう》な者との区別がつかない。浅深の有無によってその博《はく》を観ようとすると、強弁する者との区別がつかない。執拗な者は定見《ていけん》があるように見え、誇大な者は奇謀《きぼう》があるように見える。経典《きょうてん》の幾篇かを熟読しただけで、滔々《とうとう》として尽きることがないかのように見えたり、道の数語を聞いただけで空論で取るところがないと語る。反省しない者は臨終の床にあって手遅れとなり、自説に固執する者はいくら齢《よわい》を重ねてもその能力は伸びない。

両端に固執《こしゅう》する者は自然の天功《てんこう》を求めるだけであり、四診を廃する者は眼を閉じて歩く駄馬のように危うい。穏当の評判がある者は女性で失敗し、経権《きょうけん》をよく知らない者は、格致《かくち》の明敏さがない。専門を語る者もあるが、決してその全てを理解しているわけではない。理と性に明らかではない者に、聖神となる者はない。

自分の心で人の心を推し量ることは、ものに接する場合の重要な方法であり、医者と言ってよい。しかし、自分と人の気血とが、符合し難いことに拘ってはいけない。三人ともに意見が違っていても、そのうちの二人の間で意見があったとき、それに従うということは、物事を決断する際の重要な方法であり、医者と言ってよい。しかし、愚者と智者の違いや、多少の違いを語ってはいけない。これらの方法は、医道の徴《きざし》としてあるものであり、医道の難しさを語るものではまだない。

このような隘路《あいろ》を通りながら、その小・大・方・円に従ってその才を充分に発揮するならば、仁者や聖人が創造された工巧も充分に使いきられることになるであろう。その精神を人々の中に置き、燭幽《しょくゆう》を玄冥《げんめい》の間に隠すことができれば、これを真医と言ってもよいであろう。この状態で治療にあたっていくのである。しかし人体の状態は体表からは窺《うかが》い知り難く、その心は語り難いものである。中庸を守る者は語らず、非常に貴重な真理に気づいている者はそれをひけらかすことはない。

このような人間を相手にし、それを理解していこうとすることの中に、医道の難しさがあるのである。

ゆえに何事もないときに深く勉強しておかなければ、医道がいかなるものかを実践していくことは困難である。いざとなったときにこの医道を信じられなければ、その長所を発揮することができないのである。もし、喉が渇いてから井戸を掘り始めたり、戦争が始まってから武器の鋳造《ちゅうぞう》を始めたりすれば、人々はどうやってその人に対して信を置くことができるだろうか。危急の病のときにやむをえず下手な医者の手にかかることは最もあってはならないことである。君子が斎戒《さいかい》と戦争と病とに対して慎重に対処するのは、私が生命に対して配慮を怠らないことと同じことである。

生命を軽んじないようにしていただきたい。ああ、伯牙《はくが》は常にいたけれども鍾期《しょうき》は常には存在しなかった。〔伯牙は春秋時代の琴の名人で鍾期はその友人で聴き分けの名人。〕夷吾《いご》は常にいたけれども、鮑叔《ほうしゅく》は常には存在しなかった。〔管鮑《かんぽう》の交わり：夷吾は春秋時代の名宰相である管仲《かんちゅう》。鮑叔はその友人で、管仲を立て支え続けて宰相の地位に押し上げた〕そのために真実を知ることが困難となり、古より多くの人々が苦しんできたのである。現在の状態だけが異常なわけではないのだ。

読者は私の言葉を重んじてよく事前に心を配り、すでに病むものををを治療するのではなく未だ病んでいない状態のものを治療し、すでに乱れているものを治めるのではなく未だ乱れていない状態のものを治めるような、明哲になっていただきたい。生命を愛するものであれば、このことはおおまかにでも理解することができるであろう。

保天吟《ほてんぎん》

一つの気が、先天的に存在している。これを名付けて太極という。太極が生生《せいせい》することを名付けて易という。易の中に造化があり陰陽に分れる。陰陽の分れたものは休むことなく動く。剛と柔とが互いに影響しあい乾坤《けんこん》ができあがり、さらに剥《はく》・復《ふく》・夬《かい》・姤《こう》の群れが発生する。初めに先天を得、次に後天を成し、気血は、ここに来源する。

陰陽の気がしっかりしていれば、長寿を迎えることができる。陰陽という竜虎《りゅうこ》が飛騰《ひとう》する状態となれば、その家宅《かたく》を失うことになる。造化の結果としてこの人体を得ることは、はたして多いことだろうか。この道の極めて繊細なことを、惜しまない者があるだろうか。

天真を惜しむ者には、二種類ある。ひとつは、自分自身の肉体の構造をよく理解した上で、無理することなく自己を治めるようにしていくという、荘子の生き方であり、これが最も楽で心得のいらない方法である。もうひとつは、慎み深い生活を日々送ることによって、天和を保つようにするという方法であり、この伐剋《ばっこく》が無い状態を、岐伯は非常に深くまで明らかにしている。伐剋は本来生命の仇《かたき》なので、非常な努力をしてそれが、元気の賊《ぞく》であることを明らかにしたのである。人身の根源をこのように明確に理解していなければ、気を養い身を修めるということをしても、益はない。

私のこれらの言葉を、漫然と空に浮かぶ浮雲のように聞くのであれば、道がすぐ傍にありながら、それを歩くことができないようなものである。そのため私はここに保天吟として著《あら》わした。私はこれを誰にでも授《さず》け、明敏《めいびん》な者の目に触れるようにしたい。

■付録・総目次

●訳者略歴
伴　尚志（ばん・たかし）

昭和31年岩手県生まれ。

昭和62年関西鍼灸柔整専門学校卒業。あんま・マッサージ・指圧・はり師・きゅう師免許取得。平成２年奈良にて開業。

平成３年より、『景岳全書第一巻』・『同第三巻』（以上ライフサイエンス社）、『穴性学ハンドブック』・『杉山流三部書』（以上たにぐち書店）を発刊。難経鉄鑑の全現代語訳、中医婦科学骨格部分の翻訳。奇経八脉詳解（別名、経穴密語集）全現代語訳を脱稿。中医の重要論文三篇を翻訳の上公開。また、六妖會にて景岳研究の後、難経研究に入り現在に至る。

平成16年２月11日。現在地に移転。開業（しゃんてぃ治療院）。

平成16年９月『一元流鍼灸術の門』発刊　ゼミ開講。

平成18年『難経鉄鑑』発刊
平成20年『不妊！大作戦』監修　発刊
平成22年『医学切要指南』『医学三蔵弁解』発刊

住所：東京都大田区中央1-6-13
E-mail：ban@lgen.jp　URL：http://1gen.jp
Tel.090-3792-4146 Fax.020-4668-4459

現代語訳 景岳全書［伝忠録］

2014年９月９日　第１刷発行
2016年２月３日　第２刷発行

著　者　張　景岳
訳　者　伴　尚志
発行者　谷口　直良

発行所　㈱たにぐち書店
〒171－0014　東京都豊島区池袋2－69－10
TEL. 03－3980－5536　FAX. 03－3590－3630
http://t-shoten.com　http://toyoigaku.com